U0346476

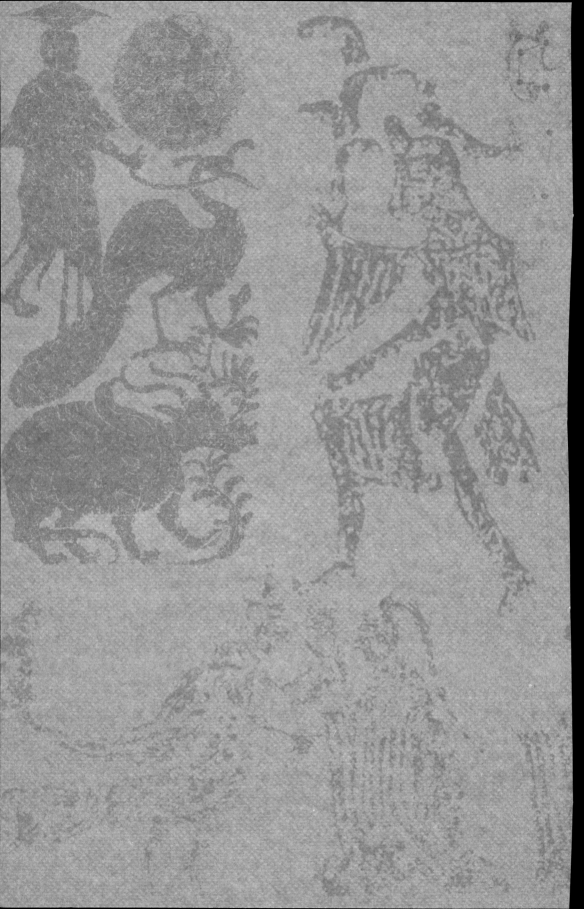

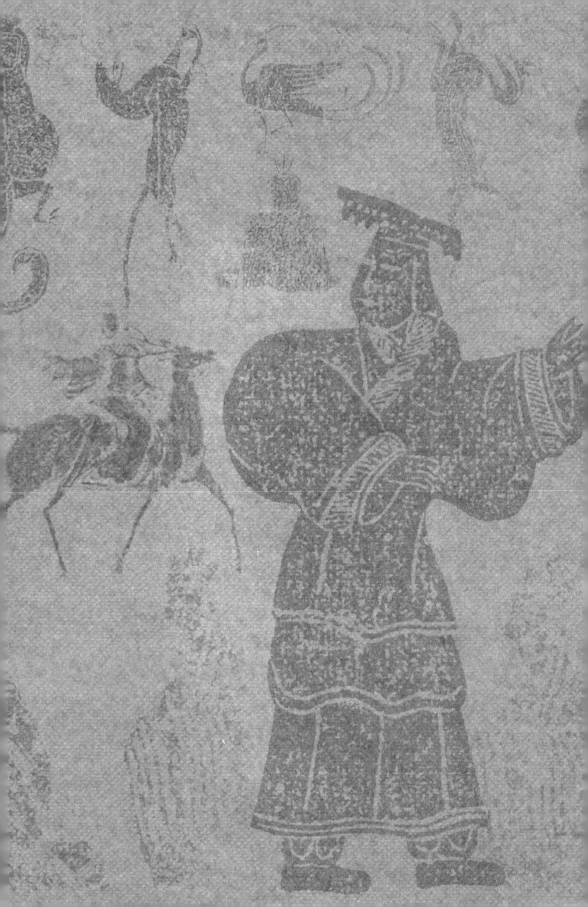

中国古医籍整理丛书

寿 世 新 编

清·万潜斋 编著

施铮 校注

中国中医药出版社

·北 京·

图书在版编目（CIP）数据

寿世新编/（清）万潜斋编著；施铮校注 . —北京：中国中医药
出版社，2016.11
（中国古医籍整理丛书）
ISBN 978 - 7 - 5132 - 3580 - 8

Ⅰ.①寿⋯　Ⅱ.①万⋯　②施⋯　Ⅲ.①本草 - 研究 - 中国 -
清代　Ⅳ.①R281.3

中国版本图书馆 CIP 数据核字（2016）第 197105 号

中 国 中 医 药 出 版 社 出 版
北京市朝阳区北三环东路 28 号易亨大厦 16 层
邮政编码　100013
传真　010 64405750
保定市中画美凯印刷有限公司印刷
各地新华书店经销
*
开本 710×1000　1/16　印张 12.5　字数 99 千字
2016 年 11 月第 1 版　2016 年 11 月第 1 次印刷
书　号　ISBN 978 - 7 - 5132 - 3580 - 8
*
定价　38.00 元
网址　www.cptcm.com

社长热线　010 64405720
购书热线　010 64065415　010 64065413
微信服务号　zgzyycbs
书店网址　csln.net/qksd/
官方微博　http://e.weibo.com/cptcm
淘宝天猫网址　http://zgzyycbs.tmall.com

国家中医药管理局
中医药古籍保护与利用能力建设项目
组织工作委员会

前　言

　　中医药古籍是传承中华优秀文化的重要载体，也是中医学传承数千年的知识宝库，凝聚着中华民族特有的精神价值、思维方法、生命理论和医疗经验，不仅对于传承中医学术具有重要的历史价值，更是现代中医药科技创新和学术进步的源头和根基。保护和利用好中医药古籍，是弘扬中国优秀传统文化、传承中医学术的必由之路，事关中医药事业发展全局。

　　1949 年以来，在政府的大力支持和推动下，开展了系统的中医药古籍整理研究。1958 年，国务院科学规划委员会古籍整理出版规划小组在北京成立，负责指导全国的古籍整理出版工作。1982 年，国务院古籍整理出版规划小组召开全国古籍整理出版规划会议，制定了《古籍整理出版规划（1982—1990）》，卫生部先后下达了两批 200 余种中医古籍整理任务，掀起了中医古籍整理研究的新高潮，对中医文化与学术的弘扬、传承和发展，发挥了极其重要的作用，产生了不可估量的深远影响。

　　2007 年《国务院办公厅关于进一步加强古籍保护工作的意见》明确提出进一步加强古籍整理、出版和研究利用，以及

"保护为主、抢救第一、合理利用、加强管理"的方针。2009年《国务院关于扶持和促进中医药事业发展的若干意见》指出，要"开展中医药古籍普查登记，建立综合信息数据库和珍贵古籍名录，加强整理、出版、研究和利用"。《中医药创新发展规划纲要（2006—2020）》强调继承与创新并重，推动中医药传承与创新发展。

2003～2010年，国家财政多次立项支持中国中医科学院开展针对性中医药古籍抢救保护工作，在中国中医科学院图书馆设立全国唯一的行业古籍保护中心，影印抢救濒危珍本、孤本中医古籍1640余种；整理发布《中国中医古籍总目》；遴选351种孤本收入《中医古籍孤本大全》影印出版；开展了海外中医古籍目录调研和孤本回归工作，收集了11个国家和2个地区137个图书馆的240余种书目，基本摸清流失海外的中医古籍现状，确定国内失传的中医药古籍共有220种，复制出版海外所藏中医药古籍133种。2010年，国家财政部、国家中医药管理局设立"中医药古籍保护与利用能力建设项目"，资助整理400余种中医药古籍，并着眼于加强中医药古籍保护和研究机构建设，培养中医古籍整理研究的后备人才，全面提高中医药古籍保护与利用能力。

在此，国家中医药管理局成立了中医药古籍保护和利用专家组和项目办公室，专家组负责项目指导、咨询、质量把关，项目办公室负责实施过程的统筹协调。专家组成员对古籍整理研究具有丰富的经验，有的专家从事古籍整理研究长达70余年，深知中医药古籍整理研究的重要性、艰巨性与复杂性，履行职责认真务实。专家组从书目确定、版本选择、点校、注释等各方面，为项目实施提供了强有力的专业指导。老一辈专家的学术水平和智慧，是项目成功的重要保证。项目承担单位山东中医药大学、南京中医药大学、上海中医药大学、福建中医药大学、浙江省中医药研究院、陕西省中医药研究院、河南省中医药研究院、辽宁中医药大学、成都中医药大学及所在省市中医药管理部门精心组织，充分发挥区域间互补协作的优势，并得到承担项目出版工作的中国中医药出版社大力配合，全面推进中医药古籍保护与利用网络体系的构建和人才队伍建设，使一批有志于中医学术传承与古籍整理工作的人才凝聚在一起，研究队伍日益壮大，研究水平不断提高。

　　本着"抢救、保护、发掘、利用"的理念，该项目重点选择近60年未曾出版的重要古医籍，综合考虑所选古籍的保护价值、学术价值和实用价值。400余种中医药古籍涵盖了医经、基础理论、诊法、伤寒金匮、温病、本草、方书、内科、外科、女科、儿科、伤科、眼科、咽喉口齿、针灸推拿、养生、医案医话医论、医史、临证综合等门类，跨越唐、宋、金元、明以迄清末。全部古籍均按照项目办公室组织完成的行业标准《中医古籍整理规范》及《中医药古籍整理细则》进行整理校注，绝大多数中医药古籍是第一次校注出版，一批孤本、稿本、抄本更是首次整理面世。对一些重要学术问题的研究成果，则集中收录于各书的"校注说明"或"校注后记"中。

　　"既出书又出人"是本项目追求的目标。近年来，中医药古籍整理工作形势严峻，老一辈逐渐退出，新一代普遍存在整理研究古籍的经验不足、专业思想不坚定等问题，使中医古籍整理面临人才流失严重、青黄不接的局面。通过本项目实施，搭建平台，完善机制，培养队伍，提升能力，经过近5年的建设，锻炼了一批优秀人才，老中青三代齐聚一堂，有效地稳定了研究队伍，为中医药古籍整理工作的开展和中医文化与学术的传承提供必备的知识和人才储备。

本项目的实施与《中国古医籍整理丛书》的出版，对于加强中医药古籍文献研究队伍建设、建立古籍研究平台，提高古籍整理水平均具有积极的推动作用，对弘扬我国优秀传统文化，推进中医药继承创新，进一步发挥中医药服务民众的养生保健与防病治病作用将产生深远影响。

第九届、第十届全国人大常委会副委员长许嘉璐先生，国家卫生计生委副主任、国家中医药管理局局长、中华中医药学会会长王国强先生，我国著名医史文献专家、中国中医科学院马继兴先生在百忙之中为丛书作序，我们深表敬意和感谢。

由于参与校注整理工作的人员较多，水平不一，诸多方面尚未臻完善，希望专家、读者不吝赐教。

国家中医药管理局中医药古籍保护与利用能力建设项目办公室
二〇一四年十二月

许 序

"中医"之名立，迄今不逾百年，所以冠以"中"字者，以别于"洋"与"西"也。慎思之，明辨之，斯名之出，无奈耳，或亦时人不甘泯没而特标其犹在之举也。

前此，祖传医术（今世方称为"学"）绵延数千载，救民无数；华夏屡遭时疫，皆仰之以度困厄。中华民族之未如印第安遭染殖民者所携疾病而族灭者，中医之功也。

医兴则国兴，国强则医强。百年运衰，岂但国土肢解，五千年文明亦不得全，非遭泯灭，即蒙冤扭曲。西方医学以其捷便速效，始则为传教之利器，继则以"科学"之冕畅行于中华。中医虽为内外所夹击，斥之为蒙昧，为伪医，然四亿同胞衣食不保，得获西医之益者甚寡，中医犹为人民之所赖。虽然，中国医学日益陵替，乃不可免，势使之然也。呜呼！覆巢之下安有完卵？

嗣后，国家新生，中医旋即得以重振，与西医并举，探寻结合之路。今也，中华诸多文化，自民俗、礼仪、工艺、戏曲、历史、文学，以至伦理、信仰，皆渐复起，中国医学之兴乃属必然。

迄今中医犹为国家医疗系统之辅，城市尤甚。何哉？盖一则西医赖声、光、电技术而于20世纪发展极速，中医则难见其进。二则国人惊羡西医之"立竿见影"，遂以为其事事胜于中医。然西医已自觉将入绝境：其若干医法正负效应相若，甚或负远逾于正；研究医理者，渐知人乃一整体，心、身非如中世纪所认定为二对立物，且人体亦非宇宙之中心，仅为其一小单位，与宇宙万象万物息息相关。认识至此，其已向中国医学之理念"靠拢"矣，虽彼未必知中国医学何如也。唯其不知中国医理何如，纯由其实践而有所悟，益以证中国之认识人体不为伪，亦不为玄虚。然国人知此趋向者，几人？

国医欲再现宋明清高峰，成国中主流医学，则一须继承，一须创新。继承则必深研原典，激清汰浊，复吸纳西医及我藏、蒙、维、回、苗、彝诸民族医术之精华；创新之道，在于今之科技，既用其器，亦参照其道，反思己之医理，审问之，笃行之，深化之，普及之，于普及中认知人体及环境古今之异，以建成当代国医理论。欲达于斯境，或需百年欤？予恐西医既已醒悟，若加力吸收中医精粹，促中医西医深度结合，形成21世纪之新医学，届时"制高点"将在何方？国人于此转折之机，能不忧虑而奋力乎？

予所谓深研之原典，非指一二习见之书、千古权威之作；就医界整体言之，所传所承自应为医籍之全部。盖后世名医所著，乃其秉诸前人所述，总结终生行医用药经验所得，自当已成今世、后世之要籍。

盛世修典，信然。盖典籍得修，方可言传言承。虽前此50余载已启医籍整理、出版之役，惜旋即中辍。阅20载再兴整理、出版之潮，世所罕见之要籍千余部陆续问世，洋洋大观。

今复有"中医药古籍保护与利用能力建设"之工程，集九省市专家，历经五载，董理出版自唐迄清医籍，都400余种，凡中医之基础医理、伤寒、温病及各科诊治、医案医话、推拿本草，俱涵盖之。

噫！璐既知此，能不胜其悦乎？汇集刻印医籍，自古有之，然孰与今世之盛且精也！自今而后，中国医家及患者，得览斯典，当于前人益敬而畏之矣。中华民族之屡经灾难而益蕃，乃至未来之永续，端赖之也，自今以往岂可不后出转精乎？典籍既蜂出矣，余则有望于来者。

谨序。

第九届、十届全国人大常委会副委员长

许嘉璐

二〇一四年冬

王 序

　　中医学是中华民族在长期生产生活实践中,在与疾病作斗争中逐步形成并不断丰富发展的医学科学,是中国古代科学的瑰宝,为中华民族的繁衍昌盛作出了巨大贡献,对世界文明进步产生了积极影响。时至今日,中医学作为我国医学的特色和重要医药卫生资源,与西医学相互补充、相互促进、协调发展,共同担负着维护和促进人民健康的任务,已成为我国医药卫生事业的重要特征和显著优势。

　　中医药古籍在存世的中华古籍中占有相当重要的比重,不仅是中医学术传承数千年最为重要的知识载体,也是中医为中华民族繁衍昌盛发挥重要作用的历史见证。中医药典籍不仅承载着中医的学术经验,而且蕴含着中华民族优秀的思想文化,凝聚着中华民族的聪明智慧,是祖先留给我们的宝贵物质财富和精神财富。加强对中医药古籍的保护与利用,既是中医学发展的需要,也是传承中华文化的迫切要求,更是历史赋予我们的责任。

　　2010 年,国家中医药管理局启动了中医药古籍保护与利用能力建设项目。这既是传承中医药的重要工程，也是弘扬优秀民族文化的重要举措，不仅能够全面推进中医药的有效继承和创新发展，为维护人民健康做出贡献，也能够彰显中华民族的璀璨文化，为实现中华民族伟大复兴的中国梦作出贡献。

相信这项工作一定能造福当今，嘉惠后世，福泽绵长。

国家卫生和计划生育委员会副主任
国家中医药管理局局长
中华中医药学会会长

王国强

二〇一四年十二月

马 序

　　新中国成立以来，党和国家高度重视中医药事业发展，重视古籍的保护、整理和研究工作。自1958年始，国务院先后成立了三届古籍整理出版规划小组，分别由齐燕铭、李一氓、匡亚明担任组长，主持制订了《整理和出版古籍十年规划（1962—1972）》《古籍整理出版规划（1982—1990）》《中国古籍整理出版十年规划和"八五"计划（1991—2000）》等，而第三次规划中医药古籍整理即纳入其中。1982年9月，卫生部下发《1982—1990年中医古籍整理出版规划》，1983年1月，中医古籍整理出版办公室正式成立，保证了中医古籍整理出版规划的实施。2002年2月，《国家古籍整理出版"十五"（2001—2005）重点规划》经新闻出版署和全国古籍整理出版规划领导小组批准，颁布实施。其后，又陆续制定了国家古籍整理出版"十一五"和"十二五"重点规划。国家财政多次立项支持中国中医科学院开展针对性中医药古籍抢救保护工作，文化部在中国中医科学院图书馆专门设立全国唯一的行业古籍保护中心，国家先后投入中医药古籍保护专项经费超过3000万元，影印抢救濒危珍、善、孤本中医古籍 1640 余种，开展了海外中医古籍目录调研和孤本回归工作。2010 年，国家财政部、国家中医药管理局安排国家公共卫生专项资金，设立了"中医药古籍保护与利用能力建设项目"，这是继 1982～1986 年第一批、第二批重要中医药古籍整理之后的又一次大规模古籍整理工程，重点整理新中国成立后未曾出版的重要古籍，目标是形成并普及规范的通行本、传世本。

为保证项目的顺利实施，项目组特别成立了专家组，承担咨询和技术指导，以及古籍出版之前的审定工作。专家组中的许多成员虽逾古稀之年，但老骥伏枥，孜孜不倦，不仅对项目进行宏观指导和质量把关，更重要的是通过古籍整理，以老带新，言传身教，培养一批中医药古籍整理研究的后备人才，促进了中医药古籍保护和研究机构建设，全面提升了我国中医药古籍保护与利用能力。

作为项目组顾问之一，我深感中医药古籍保护、抢救与整理工作的重要性和紧迫性，也深知传承中医药古籍整理经验任重而道远。令人欣慰的是，在项目实施过程中，我看到了老中青三代的紧密衔接，看到了大家的坚持和努力，看到了年轻一代的成长。相信中医药古籍整理工作的将来会越来越好，中医药学的发展会越来越好。

欣喜之余，以是为序。

中国中医科学院研究员

马继兴

二〇一四年十二月

校注说明

　　万潜斋，号方内散人，江西南昌人，生于清道光二十八年
（1848），卒年不详。万氏学道多年，初修北宗，后修南宗，均
得有真诀。后得鹤山人郑观应为之护法。其精于丹法且精通医
学，著有《南北合参法要》《寿世新编》《辑补温热诸方》《新
增温病歌括条辨》《通一斋道书四种》等。

　　本书撰成于清光绪十八年（1892）。《寿世新编》是一本验
方集，根据作者自序，"癸酉（1873）为医所误，大病几死，
且因家慈过劳多疾，遂矢志学医，盖将已二十稔矣"，"二十年
学医之苦志，未可付诸逝水也，即不搜奇探异，自辟一途，讵
无数十名方以济人病苦耶"，故集成《寿世新编》。全书分为外
感杂方、疟疾门、痢疾门、妇科、小儿门、目疾门、疮毒门、
跌打、中毒、杂方十个门类，验方301首。每方述其主治、组
成、煎服法，不但选录了方剂，且附有不少的医案医话录，有
的还做出了辨证分析。

　　作者深受道教思想影响，对中医及中医养生也有着自己的
理解。将其亲经历验或得自友人秘传的方剂和盘托出，希望能
够广远流通，救济穷黎，造福世人，达到其"寿世"的目的。
同时在书末附有关于养生保健知识的内容《卫生要旨》，列举
了各家养生要论。如"调息"主要摘录于汪昂的《勿药元诠》。
"东坡先生养生颂"主要摘录于苏轼《养生颂》。"朱子调息箴"
主要阐述了习练气功调息入静的方法，内容主要围绕朱熹《调
息箴》。同时附有各家及作者本人养生的经验与体会。作者提倡

以预防为主，"欲人知受疾病之原明"，认为养生是治未病之方，做到慎起居，节饮食，"清心寡欲，养气凝神，不专求诸金石草木也"，从而颐养生命，增强体质，预防疾病，延年益寿。

据《中国中医古籍总目》著录，本书仅有两种版本：清光绪十八年壬辰（1892）道合山房刻本、1927年聂其杰铅印本。此次整理，以清光绪十八年壬辰（1892）道合山房刻本为底本。以1927年聂其杰铅印本为校本。整理原则简述如下：

1. 原书繁体字，现改为规范简体字，并进行标点。原书小字夹注为双行，现改为小字单行。

2. 凡底本文字引用他书，而与原书有文字差异及增减，则视情形分别处理。若虽有异文，而含义无变化，而底本文句完整，则不作校记；若含义虽有差异而底本无错误，则保留底本原字，出校记。

3. 书中出现的难字、生僻字词，于首见处进行诠注。文字注音采用汉语拼音加直音注音法。

4. 古字、异体字一律径改，不出注。

5. 中药的俗名均改为现代通用名，如"山查"改为"山楂"，"白芨"改为"白及"，"牛夕"改为"牛膝"，"黄耆"改为"黄芪"。部分中医文献专用的异体字，则视情形予以保留，不出注。

6. 通假字于首见处出注，以后复见者不再出注。部分中医文献习用而含义明确的通假字，不出注。

赵　序

　　今夫体天地好生之德，日以济人为念者，非医也哉？昔范文正当秀才时以天下为己任，曰：不为良相便为良医。无非欲效法于天地耳。今南州万潜斋先生道宗孔孟，业习岐黄，殆亦同此意也乎！先生弱冠入黉宫①，阅黄卷外，复究青囊，固因秉受素羸，拟寿身而兼寿世，而其寝馈②于岐黄家言十余年，手不释卷者，实为北堂③齐家教子操劳而成气痛之恙耳。迩来慈竹渐报平安，寿算将臻耄耋，皆先生昆季奉养之诚，药饵扶持之力，称之为孝，不亦宜乎？至于知交中遇疑难之症，庸医所束手者，诚心求诊，亦莫不恫瘝④在抱，悉心以调治之，故所立之方无不效如桴鼓。诚亲炙有年，屡见因奇症而著奇功，活人无算。窃以为五方之风气不齐，病源迥别，一人之精神有限，普济殊难。且传药不如传方，可垂后世，遂以著书请，而先生曰：否，否。历来名流迭出，医书汗牛充栋，几于菁华泄尽矣。何待卮言赘及，徒拾人牙慧耶。复以所用验方，请付枣梨，以广流传，俾粗知文理者急时有所遵循。先生始应之曰：然。于是广搜博采，精益求精，若外感疟疾、痢疾及小儿门，本诸名手成方，随症加减，所论悉简而明，妇科、外科尤为无法不备，有心者一寓目焉，医理思过半矣。中毒后继以杂方，

---

　　① 黉（hóng 洪）官：学官。
　　② 寝馈：吃住。此比喻全身心地投入到医学研修之中。
　　③ 北堂：古指士大夫家主妇居室，后以代称母亲。
　　④ 恫瘝（tōngguān 通关）：疾苦。

具征周匝，中有极简便者，虽遐陬①僻壤，不至有待毙之嗟。末更附载《卫生要旨》，遵而行之，延年却病，可操左券②，幸勿置诸高阁，视元诠如敝屣也。是书或求药于病后，或治病于未萌，法良意美，将措天下于康衢③，登斯民于寿宇，莫不由此以基之矣。特颜其书曰《寿世新编》，其义真不谬也。诚知之稔，故记之详，爰缀语数于简端，以纪梗概云尔。

时光绪十八年壬辰闰天贶节后愿学生赵本诚慕韩氏书于豫章客次④

---

① 遐陬（xiázōu 侠邹）：边远一隅。

② 左券：古代称契约为券，用竹做成，分左右两片，左片叫左券，是索取偿还的凭证。后来说有把握叫"操左券"。

③ 康衢（qú 渠）：四通八达的大路。

④ 客次：接待宾客的处所。

自　序

　　余天生废材也，赋性懒散，不合时宜，自幼瘠羸，不离苦恼，虽弱冠幸博一衿，而于名途早无奢望也。癸酉为医所误，大病几死，且因家慈过劳多疾，遂矢志学医，岐黄家书自《内》《难》《金匮》《伤寒》而外，莫敢不读，盖将已二十稔①矣。然医理渊深，终虑其未精也。亲友中遇有疑难险症，辄拉治于余，间以大剂起之，自是浪得虚名，而声闻过情，耻孰甚焉。乙酉，长儿病殇，疑自误药，悲极之际，百念俱灰，幸天牖厥衷②，忽悟四大皆空，一切皆非我有，乃弃科举，谢应酬，怡情山水，留心性命，继而杜门不出，终日静坐鼓琴，虽人呼为马牛，斥为异端而弗顾也。暇则与契友赵君慕韩讨论《参同》《道德》《南华》《楞严》诸篇，绝口不谈医者三载矣！而就诊者日益众，顾余不自信，而人卒信之，伊可怪也。夏间，赵君见余日与疲癃③残疾者相往来，金石草木中为寝馈，亟以著书请。余谓学问之浅如仆，才识之陋如仆，性情之质直疏略又如仆，乃喻征君④所谓诵读无灵⑤，遁而之医者欤？今且诊治无灵，遁而之道矣，敢以著述欺世哉！况国朝人才蔚起，名医如林，若柯韵伯、喻嘉言、张隐庵、叶天士、薛一瓢、徐灵胎、陈修园、吴鞠通、黄元御、王孟英诸先生，类皆卓然可传，其

----

　　① 稔（rěn 忍）：年，古代谷一熟为稔，以稔代指年。
　　② 天牖（yǒu 友）厥衷：上天开导其心意。
　　③ 疲癃（lóng 隆）：曲腰高背之疾。代指年老多病或年老多病之人。
　　④ 喻征君：即喻嘉言。
　　⑤ 无灵：犹无效，无用，没有成就。

著作之精，论说之富，直足上探造化之原，而深入岐轩之奥，亦何待鄙人之著述哉！而赵君请益力，谓某二十年学医之苦志，未可付诸逝水也，即不搜奇探异，自辟一途，讵①无数十名方以济人病苦耶！虽然，某纵自顾不才，而赵君爱我之深，济世之切，固不可无以慰之也，遂将平昔所历验各方与疑难诸症，和盘托出，急付手民，聊以副诸君子好善之怀耳，而谓著书传世，则余岂敢！

光绪壬辰年季夏月南昌方内散人谨识于洗心退藏之室

---

① 讵（jù具）：岂，怎。

凡 例

——古今方书汗牛充栋，而顾有夸侈神奇试用毫无影响者。是编所载皆亲经历验或得自友人秘传，否则见不的确，概不登录。且谈症处处详明，庶免错用误事。愿得此书者常置案头随时翻阅，洵利己利人之事也。

——是编原为方便起见，虽医书所论各症未能遍及，而于常见之病、最验之方无不记载。从此而精求之于医道亦思过半矣。

——疟疾两门世所推重者莫如倪氏三方，是卷皆不录，何也？陈修园鄙其庸陋，斥为杀人之具，虽未免言之太过，但印送者多人人共见，故不复赘及也。

——是书于外科黄肿诸病言之最详，窃见贫人一患痈疽肿胀，世俗庸医借端需索，以致拖延溃烂，非倾家产，即成残废肿胀尤多误治，最易毙命，殊可哀悯。因广采名家灵验诸方，刊布论症不厌于详，列方不厌于复。愿好善诸君子或于各丸中随制一二救济穷黎，功德殊非浅鲜也。

——外科莫妙于《医宗金鉴》《疡科选粹》《徐批外科正宗》《外科全生集》。《全生集》尤精而当，简而赅。《正宗》内已备采之，此书只采阳和一汤，至醒消丸、犀黄丸、小金丹诸神方皆未录取。正欲有志之士上溯真源精益求精也。然外科大法是书具备善于化裁者已足用之不竭矣。

——友人章耀堂、饶再生、蔡少垣（竹轩），暨李兰斋（固卿）、黄子修、袁子良（子纯）诸公屡请传出应验各方。惟余性疏庸又素不善书，是编辑录誊写校谬订讹皆赵君慕韩之力。

其利济为怀心精力果与诸公同，余远愧不如也。兹将所得秘方尽行泄出急付手民①，聊以慰诸君子好善之殷，非敢云著书立说也。

——是书随症谈理，其中发挥无一字敢涉杜撰者。至补偏救弊之处则皆本诸明贤，如论治房劳伤寒及阴霍乱，生化汤诸条玩索有得，不惟有益于病家，未始无益于医家也。

——制药施人极是难事，近今药肆多不存心，逢人修合丸散，每以药皮药屑搀入且取易于研碎必须炒黑，致药已成死灰，何能见效？且初制药之家，外面未甚出名讨取者少，历久收藏不固，必上霉生虫，遂不欲再制矣。舍间久经阅历，故不难备言颠末，凡欲制诸丸散必须另检咀片。请药店人到家亲自监造，当炒制者即炒制，否则烘干或晒干研极细末，再炼白蜜为丸，烘曝极干瓷器，收贮小罐用黄蜜熬黄蜡封口，大罐用纸重封务使勿泄气为要。另用一有盖大瓮，将新鲜出窑石灰打成小块，不用水发存三五斤于瓮底上，用绵纸二三张盖好，再将一切贮药瓶罐等用木盒装，放于上。上年一二月一换，下年三四月一换，永远不坏，诚为妙法。但诸膏不宜久放，久放则成碎粉耳。

——是书末附《卫生要旨》一则，欲人知受疾病之原明，调摄之法清心寡欲、养气凝神，不专求诸金石草木也。

——古人谓传药不如传方，是书务期广远流通。四方善士如有发心印施多部者，福有攸归。外府外省若能翻刻尤慰鄙怀，但乞校对无讹耳。

① 手民：雕板排字工人。

目 录

跌 打

卫生要旨

外感杂方

四时药茶方

此茶祛风逐湿，清热散寒，宽胸导滞，和气化痰，汗不伤元，攻不克正，统治风寒外感，发热恶寒，头目胀疼，腰脚酸痛，伤风咳嗽，鼻涕流清以及食积痰滞，呕吐泄泻，饮食无味，似疟非疟，汗出不澈，一切四时不正之气，可以统治，孕妇虚人亦可用之。但病久化热，唇焦舌赤，汗大出，口大渴者，则不可服。审是风寒风湿，或先受暑热后感寒邪者，无不相宜。有力之家制施贫民，以救疾苦，功德实无量焉。方内散人手定。

川羌活一两五　法半夏三两　北杏仁二两，去皮尖炒　漂茅术二两　紫川朴二两　尖川贝二两　软秦艽二两　明玉竹三两　陈建曲三两　正川芎二两　广陈皮一两五　藿香叶一两　煨天麻一两五　芽桔梗二两　苏扁豆三两　香白芷一两五　陈枳壳一两六　苏薄荷一两　北防风二两　结云苓三两　薏苡仁三两　白归身三两　京赤芍二两　飞滑石三两

外加淡姜片二两　大红枣五十枚去核　同煎。

上共二十四味，除姜、枣，须选道地咀片，照戥依制，将大铜锅煮取浓汁铁锅亦可用但须擦净油，再将红茶叶五六斤，或七八斤袭入炒匀，取起另烘干，庶免伤火，候冷，瓷坛收贮，封紧勿走药性如走药性，或兼受霉，恐不应验，临用时再取大撮开水泡服。汗若出透，不可再进，病自轻愈。

灵通万应丹_{即痧药}

茅山苍术三两，米汁水浸七次　绵大黄六钱　明雄黄三两八钱　飞辰砂三两六钱　真蟾酥九钱，烧酒化如饴糖，用大黄末拌，晒干　明天麻三两六钱　真麝香三钱　公丁香六钱　麻黄三两六钱，去净节　甘草三两四钱

上药各取净粉，烧酒泛丸，如椒目大，辰砂为衣，用瓷瓶收贮，将腊封口，勿令泄气。临用时，照法吞下，无不神效。

治痧症绞肠，霍乱转筋，心口闭闷，不省人事，吐泻不止，欲吐不能，欲泻不能，用七丸放舌下，俟舌微麻，开水送下。

治中寒，中暑，痧胀，头风，肚痛，头眩眼黑，乍寒乍热，用七丸放舌下，照前服立愈。

治中暑昏迷，不省人事，用三丸研末，吹鼻取嚏后，照前服七丸，立愈。

治山岚瘴气，四时污秽，不正之气，中者用七丸照前服之，立效。

治蛇蝎虫毒伤，及一切疔毒，以数丸研末，好酒调敷患处，立愈。

治惊死，热死，魇压死，气闭，及痰厥，冷厥等症，只要略有微气，以数丸研末，吹鼻灌下，可活。

仙传黄金丹

专治一切寒热暑湿时疫，感触四时不正秽气，兼治一切腹痛泄泻，赤白痢，并绞肠，霍乱，斑痧，咳嗽等症。

顶上真川连二两四钱　顶上真川贝六钱，去心　干姜二两四钱　藿香叶三钱　广陈皮三钱　黄芩二两一钱，酒炒　丁香三钱　荆芥

穗三钱　荜芨六钱　砂仁三钱，去壳　麦芽三钱，炒，车前子六钱，剥①去空壳浮皮，要净

以上药共②十二味，须选道地料，不可加减分两，共为细末，用鲜荷叶捣汁为丸。勿用蜜，每丸约重八分。一丸可救一人，小儿半丸，开水送下，病虽重，二丸必愈。服后惟忌鱼半天。

此方系尚书余文毅公巡抚福建任内遇仙而得。时闽省疾病盛行，照方施济，痊活至数万人。

是方治病应手立愈，盖他方往往偏寒偏热，惟此方寒热交制，暑湿皆宜，虽药味平淡，而效验非常，切勿轻视。仁人君子于夏季有鲜荷叶时，多制施送，功德无量。

加味藿香正气散

治吐泻，胸满，腹胀，头痛或口渴，霍乱转筋，小便赤热者，寒热杂感之症。若手足厥逆，汗冷，腹痛喜按，则名阴霍乱，宜温中和气救逆汤丸，此丸切不可服。

藿香叶二两　紫苏叶一两六　粉甘葛二两　漂茅术二两　山楂肉一两六　云茯苓二两　嫩桂尖六钱四　广陈皮二两　大腹皮二两，洗浸　宣木瓜二两　建神曲一两六　酒白芍一两二　陈香薷一两六　煨枳壳二两　芽桔梗二两　法半夏一两六，姜汁制　大麦芽一两六，炒　炒扁豆二两　粉甘草八钱　建泽泻二两，淡盐水炒　猪苓块二两

照分足戥，共研细末，外用生姜捣汁一盏，和白水为丸，或将腹皮生姜二两，煎水撞丸亦妙，如桐子大，每服二三钱，小儿量减。

---

① 剥：底本原作"播"，据文义改。
② 药共：底本原作"共药"，据文义改。

温中和气救逆汤丸

治时疫阴霍乱如神，病症载后。

生潞党三两，淡姜汁炒　泡吴萸八钱　嫩桂尖一两二　紫苏叶八钱　漂於术二两四，陈灶心土炒近黑勿枯　高良姜一两二　杭白芍一两六　西砂仁八钱　白干姜一两六，炒近黑　公丁香六钱　宣木瓜一两六　法半夏一两二　明附片三两　炙甘草一两二

上选道地药料，照制足戥。另用灶心土一斤打碎，将河水六大腕，先煮半时，澄清去滓，又取樟树二层皮六两，将所煮灶心土之水，放下煎汁，和药末为丸，如桐子大，烘干，瓷瓶收贮，勿泄气。大人开水服三四钱，不愈再服。小儿一二钱，酌量与之，可保吐泻立止。如呕吐太甚，百药不能纳者，可速用陈藕节七枚，煎水一茶碗，再吞送此丸，即可不呕，扶阳救急，有起死回生之妙。

此方治大吐大泻，四肢厥逆，冷汗直出，舌白不渴，渴则饮热，数口而止，面唇晃白，腹痛转筋，脉沉细或散乱或伏等症。

上数项乃阴霍乱的症，而汗冷，肢阙，腹痛，转筋尤无不备见者。

又有外虽热而内恶寒，或反不畏寒，面色微赤，腹痛烦躁，但舌白不渴，即渴亦欲饮热，数口而止，脉沉细者，亦是阴症，切勿误治。余因癸未年寒疫时，行医药稍迟，即成不救。初起大吐大泻，腹痛转筋，汗冷肢厥，肌肉瘦脱，后经制此方，救活无数。自后凡遇阴霍乱，投以此丸，无不应手取效，及一切阴寒心腹诸痛喜按，畏寒，舌白，脉迟，或吐或泻者是，借用皆验。

方用理中为君，所以急救中气之脱，以止吐泻也。加萸、附者，所以温少阴之寒，救腹中之痛也；加良姜、丁香、砂、半者，所以温中和胃调气，以补理中所不及也；加木瓜、桂、芍，舒筋平肝，以救其转筋。且桂芍并用，两和荣卫，兼可救冷汗，又与姜、附回阳也；紫苏与樟皮芳香逐秽，可以行气解疫；兼之河水趋下，灶土温中，且皆能治呕，故取效如神也。此方连年制送，功难尽述。但须认定是阴症，纵大汗将脱，僵卧不语，亦可医治。若干霍乱欲吐不得吐，欲泻不得泻，腹中绞痛，爪甲青紫者是，则以独圣散为第一方。见《温病条辨》，中焦寒湿门。阳霍乱呕泻，头疼，胸腹胀满而无四肢寒厥冷汗等症，治法不外藿香正气加减及香薷饮等方，前已详述也。

霍乱简便奇方

统治阴阳霍乱，腹痛转筋，但见吐泻不止或但吐不泻，即醉后吐不止者亦验，一服神验。

樟树二层皮去粗皮不用一两，芳香解秽行气　陈藕节七枚，通窍，此味宜预留，如一时难得，不用亦可　绵纱女人所纺织布用者，半个，通络　食盐小杯炒极热，用清水少许淬之，又炒又淬，以七次为度，另刮锅盖里面灰屑一撮，共炒盐用布包扎，温中和胃，盖取锅盖曾受诸味，故能和味也　陈灶心土大块，温中止呕

水煎服，立愈。如口大渴，加灯心十五茎，乌梅肉一枚，口不渴者不用。

独圣散

治欲吐不得吐，欲泻不得泻，腹中搅痛，爪甲青紫，名干霍乱，又名搅肠痧，此病最险，此方最神。

马粪不拘多少阴干，瓦中炕出青烟宜时时拨动，免烧成黑灰。俟烟将尽，即取下研成细末，过密筛，瓷瓶收贮。服时用极陈酒炖温，化服三五钱。片时即通大便，腹痛立止，真神方也。马粪愈陈愈妙，无马粪，骡粪亦可。无陈酒，开水亦可。此方屡试屡验，宜预备救人，功德莫大。

又柳州治干霍乱神方

治干霍乱不得吐泻，甚至冷汗出而气欲绝者。

盐一撮，放刀上，用炭火炙透，以热童便和服。少顷，即得吐下而气通矣。或以新汲井水和服，亦可。如不敢服井水，即以开水摊极冷代之。

神香散景岳治干霍乱腹痛之属于寒湿凝滞脉络者

丁香七粒　白豆蔻七粒

上为末，清汤调下。小腹痛者，加砂仁七粒。

王晋三曰：此方治寒湿痧胀有神功，与益元散治湿热痧胀，可谓针锋相对。按：此方阴痧最宜。

冬瓜汤孟英治霍乱大渴

冬瓜去皮瓤

水煮清汤，俟凉，任意饮之。按：《永类钤方》用陈仓米作汤，今改用冬瓜汤，其功更胜。盖陈仓米虽能清热，霍乱后用之，颇为得宜。若邪势方张，吐下未平之际，服之犹嫌其守。惟冬瓜甘淡微凉，极清暑湿，无论病前病后，用以代饮，妙不可言。即温热病用之，亦良。

外治转筋方

转筋起于足腓俗呼腿肚，但以好烧酒擦其硬处，软散即愈。

一法以省头草同烧盐擦之，亦良。

一法作极咸盐汤于盆中暖渍之。

一法以棉絮浸酒中煎滚，取出乘热裹之。

一法以醋煮青布，□脚膝，冷复易之。

一法男子手挽其阴，女人手揪两乳。

一法令病人偃卧，将膝腕内以手蘸温水，轻轻急拍，直待紫红筋现起即右陶①所谓痧筋，用瓷锋刺出血，立愈并治干霍乱。此名委中穴，在膝后对面。

痧　症

阴痧则腹痛而手足冷，看身上有红点，以灯草火爆之。阳痧则腹痛而手足暖，用针刺指头少商穴，十指头，使出血，即解。少商穴在两大指头上指甲之内侧，与出指甲之地相齐，只离指甲内边各一韭菜之地是也。或专刺十指头尖近甲处，亦可。但勿刺入甲中耳。无论阴阳二痧，忌食热汤热物。

又方：用食盐二斤，炒热，以青布包。更换熨胸腹腰背，久久熨之，气透即愈。或以葱熨亦可。再以盐置刀口上，烧红，阴阳水调服，或吐或泻而愈。

---

① 右陶：郭志邃，清代医学家。字右陶。

凡一切阴阳痧、斑痧、乌痧、绞肠痧、霍乱等症

白矾三钱，敲成米粒大粗末，用阴阳水送下。再用针刺眉心，头顶心，中指尖，使出血，立愈。中痧腹痛，或昏沉闷胀试取生芋艿食之。如非痧则难食，是痧则甘美异常，再食一个，脱然而愈。

又法：以食盐一握，揉擦两手腕、两胁、两足心并心窝、背心八处。擦出许多紫红点，渐觉松快而愈。一切痧胀及中暑霍乱等症，虽垂死亦活。此第一简便良方也。

刮痧法

有人因暴雨后，中阴寒痧毒之气。上为呕恶，下为胸腹绞痛。以盐汤探吐，其气愈升，其痛愈剧。因而上塞喉嗌，不能出声，水药毫不可入，乃用刮痧法。择一光滑细口瓷碗，另用热汤一钟，入香油一二匙，将碗口蘸油汤，令其暖而且滑。两手覆执其碗，于病人背心上，轻轻向下刮之，以渐加重。碗干而涩，则再蘸再刮。良久，觉胸中胀滞下行，始能出声。顷之腹中大响，大泻如注，其痛遂减，睡后通身瘙痒，发出疙瘩风饼遍身而病愈。今有于头臂刮痧者，亦能治病。然五脏之系咸附于背，向下刮之，邪气随降。故毒深重者，非治背不可也。此为患痧症者，起死回生之方，神效无比。

按：霍乱一症，最忌米饮。干霍乱尤忌生姜，暂时不可服粥。或用藕粉百合粉服之，俟吐定，再用陈米微炒煎服可也。此症有阴、阳，有干霍乱，三种之不同。前方论内已详言之。兹复不惜再三申明，阳霍乱手足不冷，小便短赤，或口渴无汗，或有汗亦热，或见头疼腹胀，轻者用加减藿香散，或服生藕捣汁，或用陈膏粱粟煎水微温服，均可立愈。重者或大渴大汗，

舌红便赤，有用人参白虎汤者，有用竹叶石膏汤者，兹不载此二方，恐人认症不的故也。然此等症颇少，夏月伏阴在内，加之贪受寒凉，恣服生冷之人，必患阴症，势最危险。阴霍乱一症，数时不治即死，误服藿香正气散亦死。初起即大吐大泻，手足无不冷，汗亦无不冷，腹痛喜按转筋。阳霍乱亦有转筋者，但无冷汗厥逆。余制定温中和气救逆丸，最为神验。至樟树皮一方，无论阴阳霍乱，尤著奇功。干霍乱欲吐不得吐，欲泻不得泻，腹痛转筋，爪甲青紫，俗名搅肠痧，又名吊脚痧。惟独圣散及盐水方，刮刺法皆极妙。余见时下之医多不能辨别阴阳，以致误人性命者屡矣。急将数方传出。俾医家病家，咸知采择。至于时贤王孟英先生所著霍乱论，无法不备，登峰造极，突过前贤，尤为医者所宜究心也。绞肠痧亦有阴阳。阴痧腹痛手足冷，用灯火淬痧法，阳痧腹痛手足暖，用刺十指法。

疟疾门

凡疟疾口渴，切不可饮冷水冷茶，并一切生冷等物，犯之其疾更甚。惟姜汤乘热服之，此良方也。若热疟则不必拘。

凡疟疾未退时，不可饮食。俟其热退尽，方可食之。不然，必成痞积。凡服截疟之药，必俟发疟过后，方可食物。若食早，疾必复发，下次截之不灵。

凡小儿疟疾，多有秽气。必烧檀香苍术等药，以辟邪气。更必常常熏其衣服秽气，秽气尽而邪易除矣。

治疟药酒神效方

无论远近，一日、间日、二三日，及胎疟皆效，但须发过二三次方可服。

常山钱半　草果一钱　尖川贝二钱　知母二钱　香附二钱　槟榔钱六　白芷八分　陈皮八分　甘草钱

上药用伏酒浸三日夜，发日早，空心炖温服之。只须一盏，立效，量大者多服一盏。量细者小杯亦可。每药一料，浸酒斤半，若欲应急，隔汤炖一炷香，即出汗可用也。

半贝散

真川贝六两，去心研细末　生半夏四两，亦另研细末

二味于五月五日午时和合，入铜锅内，微火炒至嫩黄色，冷定，装入瓷瓶，勿令泄气，每服一分五厘，生姜自然汁二三匙生半夏有毒，得生姜汁便解，姜汁必不可少。和药隔水炖热，在疟未来先一时服下，即愈。重者再服一次，愈后戒食发物及南瓜、鸡蛋、芋艿等，二三月后方不致再发此药可借作刀伤散，不必用姜

汁，但以末干掺之，即止血止痛。

牛皮胶①

牛皮胶二两，炖化，以生姜三两捣烂如泥，搅匀，熬成膏，听用。于病发先一时，用皂角水洗净背脊，拭干，再以生姜一大块，揉擦极热，用宽长细布一大块，将膏摊上贴之，从衣领处贴起，一二日即愈。愈后五日，将膏药揭去。有人患者，依方治之，其效如神。

冷水丹

此丹治疟疾最神。虽有人言，制过无碍，但不可热水服。素体过虚，及久疟者亦忌之。

乌豆四十九粒　绿豆四十九粒　川椒四十九粒　明雄一钱　人言一钱。名曰信石，须制过方可用　朱砂五钱，为衣

上药制造，先将乌豆、绿豆、川椒三药共②研细末，再入雄黄、人言和匀，以水为丸，颗粒如乌豆大。发病时，先一时用水冷透吞服，大人每服二丸，小儿每服一丸，此药颗粒虽小，力量甚大，切不可多服，服后须俟痰涎吐去，方可进饮食烟茶等物，孕妇忌服。

人言制法：用黄泥包好，用木炭火尽烧，勿令出烟。倘出烟，即用泥闭住，不闭住烟，则人言化为乌有。再用水豆腐、钩藤、甘草，同人言尽煮，煮至豆腐带黑色，如此三烧三煮，方可用之。

---

① 牛皮胶：原脱，据聂其杰铅印本目录补。
② 三药共：原作"三共"，据文义改。

平疟养脾丸

不问远年近日，此药不发不截，诚治疟之王道，又擅去疟之良能也。

潞党参切片焙干　漂白术土炒　白茯苓乳蒸　真广皮酒炒　杭青皮醋炒　法半夏焙干　漂苍术炒　紫川朴姜制　北柴胡酒炒　嫩黄芪蜜炙　结猪苓炒　宣泽泻炒　嫩桂枝焙　小常山炒　大鳖甲醋炙　正川芎酒炒　粉甘草炙　草果仁姜制

上药一十九①味，俱等分，共为细末，酒煮面糊为丸，米粒大。每服一二钱，米饮下，有痞块者，加三棱、莪术。久疟体虚者，非此莫愈。

按：疟疾一门，方法多端，病象不一。热重者宜清其热，寒重者宜祛其寒，痰重者宜涤其痰，湿重者宜治其湿，以及因风，因暑，因滞，因虚，种种按法治之，不拘成格，不执套方，无不效如桴鼓。兹采取数方示人，原为便世起见，若学医之士，尚宜博览而变通焉。

---

① 一十九：据上文十八味药，疑为"一十八"。

痢疾门①

痢疾散仙方

治赤白痢疾，腹中滞痛，里急后重，或兼恶寒发热者。

茅苍术三两，米泔浸土炒焦　生军两②，炒　川羌二两，炒　熟军两②，炒　杏仁二两，去皮尖，净油　川乌两五，去皮，面包煨透　生甘草两五，炒

上共研细末，每用四分体强病重者可加至一钱，小儿减半，孕妇忌，赤痢灯心三十寸，白痢生姜三片伏姜尤佳。赤白痢灯心三十寸，生姜三片，水泻米汤调服，噤口痢，陈火腿骨煎汁，吹去油调服。病重不过数服即愈，但灯心、生姜，必须如法浓煎，方效。

痢疾丸方

漂茅术六两，炒　熟西庄③二两　生西庄二两　酒条芩四两　川厚朴二两，姜汁炒　苦杏仁三两，去皮尖　川乌二两，姜汁炒　羌活二两　枳壳二两　生甘草一两　炙甘草一两

此方水洒为丸，大人每服二三钱，小儿酌服，重者二三次即愈。每年至夏秋之时，预制送人，无不应验，功德无量，引照前方。

---

① 痢疾门　原无此三字，据 1927 年聂其杰铅印本目录添加
② 两：底本、校本此处均为"两"，疑为"一两"，与《中医方剂大辞典》第十册"痢疾散"全方剂量相符合。
③ 西庄：大黄异名。

痢疾奇效方

不拘红白久近，皆治。有患痢日夜不止，越二十八夜不能睡，药穷待毙者，用此，一服即安，三服痊愈。

萝卜惟取自然汁二酒杯　生老姜自然汁半酒杯　生蜂蜜一酒杯　陈细茶浓煎一盏和匀服

若无鲜萝卜，或用陈干萝卜菜煎水，或多用萝卜子，冷水浸过，捣取汁，均可。

治红白痢里急后重神效方

陈细茶愈陈愈佳　山楂炭三钱　白沙塘三钱　红沙塘三钱　伏姜一块，即三伏内留干生姜

上五味浓煎，服一二次即愈，此方最简便，惟有烧热与湿热积滞重者，则不及杏仁一方。且陈茶叶与伏姜，一时多不能得，因其应验，并附刊以广其传。

痢疾简便灵方

新鲜莱菔菜，于立冬日，多放瓦上瓦上宜薄垫禾秆，庶不坏烂任风霜雨雪。一俟立春，即取下挂在过风处，愈陈愈妙，或专煎水服，或用三五钱，入前细茶方中同煎服，亦妙，且专服亦治喉中痹痛失音。

和中丸

此万密斋先生方，治久痢不止，大人小儿皆可服，初痢则不宜。

党参三钱，米炒　白术二钱，土炒　茯苓二钱　甘草一钱　黄芪

二钱，酒炒　桔梗钱五，炒　木香六分，煨，勿炒　黄连一钱，酒炒　诃子一钱，面煨　肉蔻霜一钱，去油　车前钱五，炒　炒干姜八分　泽泻钱五，炒　陈神曲二钱，炒　陈麦芽钱五，炒　当归钱五，土炒　白芍二钱，酒炒

上药共为末，水面丸，米饮下。大人三四钱，小儿一二钱，临时酌量与之，多服数日，自愈。如制丸送人，分两须加五倍，或十倍，以便随时施散。

噤口痢

见食物则呕，不能下咽，或不欲饮食，名噤口痢。此症最险，附法数条于后。

外治噤口痢神方

方荫山治一小儿八岁患滞下，每夕百度，食入即吐。乃以熟面作果，分作二片，以一片中空之，用木鳖子三个，去壳捣如泥，加麝香三厘，填入果心，贴脐上，外以帕系定，用热鞋熨之，待腹中作响，喉中知有香气，即思食能进，是夜痢减大半，二三日渐愈，后以此法治噤口痢多验。

陈修园曰：丹溪治噤口痢，多用石莲子，今此物真者绝无，余常用生藕磨汁煮熟，稍加糖霜频服，兼进多年陈米稀粥，调其胃气取效，此即石莲之意也。

又验方

五谷虫，于流水处洗极净，瓦上焙干为末，每服一二匙，米汤或红糖汤调下，便能思食，大有奇功。如汤水皆不能下，

则用萝卜切片，蘸蜂蜜入口噙①之，咽汁。味淡再换，久则自然思食，再进稀粥则下矣。

　　痢疾法门最多，与疟相仿，殊不易治。每年之中，病此殒命者不少，心滋戚矣，余屡欲将霍乱、疟、痢三门采取前贤方论，以及各种名案，类集成编，有志未逮，俟他日终当了此愿也。兹特先将投无不利之灵验诸方传出，俾富人施制以便贫民，聊为好善诸君子之一助云。

---

　　① 噙（qín琴）：含在里面。

妇　科

调经验方

当归一钱五分，酒洗　陈皮七分　川芎八分　白芍一钱，酒炒元胡索七分，醋炒　大熟地一钱五分　吴茱萸二分，滚水泡去黑水，去蒂梗酒炒　香附一钱五分，酒炒　白茯苓八分　丹皮七分

经行先期色紫者，加条芩一钱五分，酒炒，经行后期色淡者，加官桂五分，炮黑姜五分，艾叶五分，醋炒，引用生姜一片，水一碗，煎至八分，空心温服。渣再煎，临卧服，俟经行日服起，连用四剂，次月再服四剂，则经调受孕矣。此方稳妙，百试百效，不可妄为加减，若兼有外感他症，则且缓服。

少腹逐瘀汤

此王玉田先生方，治少腹积块疼痛，或有积块不疼痛，或疼痛而无积块，或少腹胀满或经血见时先腰酸，少腹胀，或经血一月见三五次，接连不断，断而又来，其色或紫或黑，或块或崩漏，兼少腹疼痛，或粉红，兼白带，皆能治之，效难尽述。

小茴香五分，炒　干姜二三分　元胡一钱　没药二钱，研　当归三钱　川芎一钱　官桂一钱　赤芍二钱　蒲黄三钱，生　灵脂二钱，炒

上方水煎服，种子如神，每经来时服起，连服五剂，不过四月必孕。

愚按：此方，腹中有瘀块而见胀痛，或经色黑不多者，服

之极验，若色淡而无瘀块胀痛者，则不宜服。

调经种子第一神方

治妇人心中发热，少腹常痛，经寒久不受胎，经水紫黑稀少，或过期不至，两尺迟涩，两寸关洪大，或弦数，此为上热下寒之象若不识脉者，不辨脉亦可，但须问症详明用药，或腰腹胀痛，或经行干呕等症，用之无不神验。盖症本寒热夹杂，故方亦寒热并用，使寒者不寒，热者不热，适以济成温和也，故名温经汤。陈修园先生于妇科中，最秘重此方，余初不深信，及试用之，屡著奇功，加以心法加减，愈觉神妙莫测。今不惜金针度世，尽行泄出，得者珍之。

淡吴萸钱五，平时腹不痛，兼之火旺者，减五分，体寒腹常痛者加五分　全当归二三钱　正川芎钱五　杭白芷二钱，酒炒　嫩桂尖手足常冷，兼之麻痹者用嫩桂尖，否则用桂枝心，火旺者用一钱，火衰者用钱五，冬月或二钱　真阿胶二钱，水酒另炖冲　法半夏二钱，体寒痰多者，加五分或加一钱。痰少而口常干苦者减一钱，加淡条芩一钱五分　台党参钱五，津液不足，口常干苦，素体火旺者以结洋参二钱代之　粉丹皮钱五，血热者用二钱　拣寸冬四钱，常时口干，唇舌红赤者用五钱，并加生地二钱　炙甘草钱五，胸腹胀满者减去，加四制香附一钱五分　淡生姜切薄片，一钱五分，体寒痰多易呕者用二钱，暑月少减

上药水煎服，每于经行时服起，日服一剂，每月三四剂，服至二三月，经即对期色正，数月必受孕矣。

此仲圣温经汤原方也。余每于经行少腹胀痛者，加酒元胡一钱五分；手足酸麻，或腰胀疼者，减去党参，加软秦艽一钱五分，或二钱，酒炒川续断一二钱；五心发烧，口干舌赤者，

加生地二钱；颧面常发赤者，去党参，加元参三钱；气痛者，加四制香附二钱，须打碎，酒炒紫丹参二钱；头疼者加香白芷一钱，天麻一钱五分；头目眩晕者加茯神二钱，天麻一钱五分。得此方者，细心照此加减，无不应验，真仙方也。方内散人特识。

女宝丹

调经种子如神，兼能安胎保孕。

当归六两，酒洗　生地六两，酒蒸　白芍三两，酒炒　川芎三两，童便浸晒　白术六两，漂净，土炒　条芩四两，酒炒　广皮二两，炒　阿胶三两，酒浸溶蜜内　香附四两，童便、盐、酒、醋，四制　砂仁二两，炒

以上如法制度为末，另将益母草二斤半，煎膏和炼蜜及阿胶为丸，如桐子大。每服五钱，空心白汤送下。

月事后期来者，去条芩，加炮姜灰一两，蕲艾二两；肥者加制半夏三两，白茯苓四两；有白带者，再加白薇四两；气虚甚者，加党参三两，茯苓四两，山药四两。

安胎用白蜜丸，不用益母草膏。如腰痛加山药杜仲各三两。

一妇年四十岁，有十余年不受胎矣。月事前后不准，而又无子，脉来微细兼数。余制女宝丹，服至百日而孕，后产一男。一女子二十余岁，有孕至五月间必堕，已三四次矣。余亦以女宝丹加减付之，即产子见《医宗说约》。

安胎验方

方本《达生篇》，分两过轻，嫌其力薄，稍为加减，如初一二胎气血未太虚者，可服此方，气血本虚，产育过多，则非后

方不济事也。此方治孕妇腰腹胀痛，或腰不痛，或下血，或未下血，但觉胎动，服下即安。孕妇三四月间，常有气胀者，一月之中服数剂，亦佳，可保无胎动之患。

台党参二钱，米炒　漂於术一钱五分，土炒　白归身一钱五分　正川芎一钱　酒杭芍二钱　明阿胶二钱，另炖烊冲　紫苏果八分　淡条芩八分　香附米一钱，醋炒，去毛打碎　绵杜仲一钱五分，盐水炒　川续断一钱五分，酒炒　炙甘草五分　西砂仁七分

外加薜荔藤一团，糯米一撮为引。

安胎神方

治妇人生育过多，气血亏损，以致极易动胎，及一切跌伤，房劳搬运，动胎下血，腰腹疼痛，胎气下堕者，服之神效。妇人生二三胎后，及体虚之人，俱宜服之。

大熟地三钱，胸腹气胀者须以西砂末一钱五分同捣极烂　白归身三钱，酒洗　酒杭芍二钱　正抚芎一钱五分，火旺性急之人，口常干苦者须减去不用，以炒条芩一钱二分代之，否则气寒腹胀者，切勿减去，此味能行血中之滞气故也　绵杜仲二钱，盐水炒　川续断一钱五分，酒炒，此味或易菟丝饼二钱亦妙　台党参二钱，米炒，气虚者以酒炒北绵芪二钱代之　漂於术二钱　新会皮一钱五分　天生苓三钱，如时值炎暑，孕妇口干而苦者，可加米炒结西洋参①二钱，肥麦冬一钱五分，去参术不用，否则，切勿加减，且易此二味，则川芎不必更换，恐过凉而滞气血也　阿胶珠二钱，蛤粉炒，另炖，火旺者生用　炙甘草一钱

① 结西洋参：西洋参异名"光结参"，西洋参商品规格的一种，其形如蚕，色白而光，有细密横纹，体轻有微香。

糯米百粒引，如无糯米，以薜荔藤去叶一小团代之，亦妙。此方屡试屡验，百不失一，如无别症者，不必加减，连服两剂自愈，薜荔藤即俗名巴山虎，贴古墙上生者是也。

安胎补火汤

世人只知火旺动胎，不知下焦虚冷，命门火衰，不能载胎，故至四五月，则胎常下坠，腹常胀满，始则漏胎，甚则血大下，腹大痛而堕矣。若趁初漏之时，急服此方，无不痊愈。余见屡患小产之人，此症十居八九。陈修园先生辨之最详。族弟妇某一年之中，小产二三次，就诊于余，询其所服之药，皆黄芩、阿胶、生地、地榆、侧柏之类，一派止血、凉血、安胎套药，急与补火之品，连服而愈，越十余日复漏，再服仍安，满期即诞一子，自后每用此法，神验屡矣，乃定此方。

大熟地五钱，净西砂仁末一钱二分，同捣烂　北枸杞三钱　菟丝饼二钱　正关鹿膏三钱，牡蛎粉拌炒　破固脂三钱，盐水炒　川续断二钱，酒炒　白归身三钱，酒炒，大便溏者用土炒　正川芎一钱二分　酒杭芍二钱　淮山药四钱　抱茯神三钱　台乌药二钱后炆　桂圆肉七枚为引

水浓煎服，服之如口觉干，再加米炒，结西洋参二三钱，另炖汁对冲。口不干苦者，不必加用。脾虚火衰，常患腹痛泄泻者，加陈土炒於术二钱。

凡屡患小产之孕妇，审其素体虚寒，或常怯冷畏风，或常腹痛泄泻，或常伤风咳嗽，皆属火衰之象。一遇受孕，数月后，觉腹胀胎坠，即宜急服此方，每日一剂，连服数日，自后一月

之中，须间服五六帖，且宜夫妇别寝，确遵胎教，自然正产，生子必健，以补母之后天，即培儿之先天也。若服此药，犹不济事，必须用真鹿胎炙去毛，酒酥，配入参芪，大补气血，及安胎等药为丸，胎前常服，必愈。若火旺之体，但与养阴清火药自安，此方则不宜服也。

千金鲤鱼汤

治妊娠即孕妇也腹胀满，或浑身浮肿，小便赤涩。沈尧封曰：此治有形之水也，以腹胀满为主，身肿溺涩上加一或字，乃或有或无之词，不必悉具。

陈良甫曰：胎孕至五六个月，腹大异常，此由胞中畜水，名曰胎水，不早治，恐胎死，或生子手足软短，宜千金鲤鱼汤。盖鲤鱼归肾，又是活动之药，臣以苓术、姜橘，直达胞中去水，又恐水去胎虚，佐以归芍，使胎得养，真神方也。

当归一钱　白芍一钱　茯苓一钱五分　白术二钱　橘红五分

鲤鱼一尾，去鳞肠，作一服，白水煮熟，去鱼用汁一盏半，入生姜三片，煎一盏，空心服，胎水即下，如腹闷未尽除，再合一服。此症孕妇最多，此方屡试屡验，故急登录。

神效保产无忧方

专治一切产症，有胎即能安胎，临产即能催生，不拘月份。凡胎动不安，腰酸腹痛，一服即安，再服痊愈。临盆艰危者，一服即生。横生逆产，六七日不下，及胎死腹中命在须臾者，亦一服即下。怀孕者七个月，即宜预服，七个月服一剂，八个月服二剂，九个月服三剂，十个月亦服三剂，临产时服一剂，断无难产之患，惟已产之后，此药一滴不可入口，切勿误服。

当归身一钱五分，酒洗　川贝母一钱　北绵芪一钱　荆芥穗八分　酒白芍一钱二分　菟丝饼一钱五分，拣净酒泡　紫厚朴七分，姜汁炒　蕲艾叶七分，醋炒　西枳壳六分，面炒　正抚芎一钱五分　川羌活五分　炙甘草五分

上药须照方拣选炮制后，用戥称准，不可加减分毫，引用生姜三片。水二大钟，煎至八分服。预服者空心服。临产及胎动不安，并势欲小产者，皆临时热服。如人虚弱，再加党参一二钱，或加高丽参更妙。此方分量虽轻，功力甚大。不论体之强弱，年之老少，皆宜，效如神助。歌曰：归芎钱半朴艾七，芪荆八分川贝一，羌甘五分枳六分，芍钱二丝钱五毕。

愚按：此方，临产前服数剂最妙，余家妇女均照前法服之，从未难产之患。抄写传人，亦无不验。方名保产，终为保产起见，而非安胎正品。盖仍能安胎者，或由体虚，偶因风寒油滞，以致胎气不安，得此微微发散消导诸味，入调补气血药中，故亦获效。如专恃为安胎药，则不可矣，为医者不可不知，普明子方解极妙，特附于后矣。

普明子曰：此方流传海内，用者无不响应，而制方之妙，人皆不得其解，是故疑信相半，余因解之。新孕妇人，胎气完固，腹皮紧窄，气血裹其胞胎，最难转动，此方用撑法焉。当归、川芎、白芍，养血活血也。厚朴，去瘀血者也，用之撑开血脉，俾恶露不致填塞。羌活、荆芥，疏通太阳，将背后一撑，太阳经脉最长，太阳治而诸经皆治。枳壳疏通结气，将面前一

撑。俾胎气敛抑，而无阻滞之虞。艾穗撑动子宫，则胞胎灵动。川贝、菟丝，最能运胎顺产，将胎气全体一撑，大具天然活泼之趣矣。加黄芪者，所以撑扶元气。元气旺，则转动有力也。生姜通神明，去秽恶，散寒止吐，所以撑扶正气而安胃气。甘草协和诸药，俾其左宜右有①，而全其撑法之神者也。此真无上良方，而今人不知用，即用之而不知制方之妙，则亦惘惘然矣，余故备言之以醒学者。

加味芎归汤

专治难产及阴气虚弱，交骨不开，催生如神。

当归八钱　川芎三钱　龟板五钱，醋炙研末　妇人乱发蛋大一团，用皂角煎水，洗净油垢，木炭火瓦焙，存性，研极细末

水二碗煎至一碗服，如人行五里之久，即生。若死胎亦即下。如时当正产，已服保产无忧方，不生，继服此方，必效。

蔡松汀先生难产神方

此治浆水既行，行之过多而不产，由于气血不能运送故也，宜速服此方。切勿见分两太重而畏服，盖余屡试屡效者也。

大熟地一两　酒杭芍一钱　白归身四钱　正抚芎一钱　抱茯神二钱　台党参四钱　败龟板四钱　北枣杞四钱　北绵芪一两

此方大补气血，若浆水过多不产者，宜急煎，头煎服之，

---

① 左宜右有：《诗·小雅·裳裳者华》云："左之左之，君子宜之；右之右之，君子有之。"后以"左宜右有"形容才德兼备，则无所不宜，无所不有。此处形容甘草协同方中诸药以调和气血，扶助正气。取"撑法"之意，撑开道路，因势利导，使气顺血和，安胎保产无忧。

次煎不用。如仍不产，再检服一剂，亦但用头煎，则痛可立减，而胎可下矣。

　　按：原方微嫌板滞，后经余加减，更觉屡用屡验。归身改为全当归。川芎、酒芍再加一钱，审是正产，再加淮牛膝三钱。虚寒者，速入附桂一二钱附桂之性最温，加入大剂补药中，取其性急如火，以助诸药所未及，更为有力，精于此道者，自知之，如气血未大虚，不过产一二胎者，用加味芎归汤可也胞水先破难产，经日猪肝六两，白蜜二两，水同酒各二碗煎服，立产。

附王孟英先生服肉汤法一条

　　一少妇分娩，胞水早破，胎涩不能下，俗谓之沥浆生。催生药遍试不应，孟英令买鲜猪肉务须问清，若有病猪肉，切不可买一二斤，洗净切大块，急火煎汤，吹去浮油，恣①饮之即产，母子皆生。且云猪为水畜，其肉最腴，大补肾阴而生津液。余尝用治肾水枯涸之消渴，阴虚阳越之喘嗽，并著奇效。仲圣治少阴咽痛，用猪肤亦取其补阴虚而戢浮阳也。后贤不察，反指为有毒之物，汪讱庵非之，是矣。惟外感初愈，及虚寒滑泻，湿盛生痰之症，概不可食，以其滋腻，更甚于阿胶、熟地、龙眼也。此即饮猪肝汤之意，从古方中悟出。

加减生化汤

　　治妇人产后血气腹中块痛，恶露不多者，服二三剂神效。

　　全当归五钱　黑炮姜五分　正抚芎二钱　酒元胡一钱五分　光

---

　　① 恣（zì字）：放纵，无拘束。

桃仁九粒　鲜红花五分　益母草一钱五分　泽兰叶一钱五分　炙甘
草一钱

上药煎好，用清童便一盏，水酒一杯，分两次冲服。体素
虚者，加台党参一钱五分。口干苦唇舌赤者，减去炮姜，加细
生地一钱五分。如腹无块痛者，切勿服。恶露多者，切勿服。

又方，用新艾叶小尖七个，煎水酒用红糖化服，神效无比。

按：妇人催生安胎诸方，各书均有。惟佛手散及生化汤，
最宜审服，昧者视为至平至稳仙方，不知佛手散专用归、芎二
味，辛温走窜。生化汤专主行瘀，二方皆须血分寒滞之体，服
之不无裨益。如阴虚血热之人，恶露已多，再加行血破瘀，必
患虚虚之弊未有不成崩漏者，当以育阴潜阳法救之。可叹今人临产专
服佛手散，产后专服生化汤，亦不问体气之寒热，恶露之多少，
一概用之。往往多成崩漏而发昏厥，为祸不浅，积弊已久，无
人知之。

国朝陈修园、吴鞠通、王孟英三先生皆详辟之，洵不诬也。
至保产无忧散，及加味归芎汤数方，配合相宜，万全无弊，屡
用屡效。固不得以常见而忽之。佛手散不必录，而生化汤仍加
减采用者，聊以备产后血气痛之用耳。

逐瘀定痛方

治产后恶露不行，或行之稀少，心腹胀满兼有瘀块，痛如
刀刺不可按扪①，大叫，昏闷欲死，服二三剂自安。

全当归三钱　正川芎一钱五分　紫丹参三钱，酒炒　酒元胡一

---

① 扪（mén 门）：按，摸。

钱五分　益母草二钱　泽兰叶三钱　五灵脂二钱,生用　光桃仁一钱,炒捣,体实瘀重者倍用　桂枝心五分　南山楂二钱糖炒　炙草六分

水酒、清童便各一杯为引。有真琥珀磨汁分许同冲服,更妙。痛止块消则停服。此方须较前症重者,乃可用之。腹痛体虚寒者,以安桂心易桂枝心冲服。

胞衣不下验方

无名异即漆匠所用无名子灰,研极细末三钱

以鸭蛋白调匀,再以陈米醋一茶钟,煎滚冲服。其胞衣即缩小如秤锤,产下。倘或未下,不必惊惶,再服一剂即下,万无一误。

又方,取未开鸡棱子叶形似荷叶,背多芒刺,生于水面,即芡实叶是也。阴干,临时煎水服之即下。如完叶煎水服,胞衣即完出。扯作三四片煎水服,亦分作三四片而出,神效。

又曰:闻此乃极险之症,可以损命。有诸曰:不妨不必服药,亦不必惊惶。若胞衣不出,急用粗麻线将脐带系住,又将脐带双折,再系一道,以微物坠住,再将脐带剪断,过三五日自萎缩干小而下。累用有验,只要与产母说知放心,不必惊恐,不必听稳婆妄用手取。多有因此而伤生者,慎之慎之。

又法,将产妇自己头发塞口中打一恶心,即下。

治产后血晕验法

凡临产时,先将砖头数块炭火内烧令通红。用淡醋放入勺内,入红瓶淬之。满房荡动,冷则再换。遇产妇发晕,即以此醋气对鼻熏之,顷刻清醒,极能敛神,且可解秽辟邪。如见手

足抽掣、角弓反张形态，速服华佗愈风散，自安。或暗用产盆内血，挑一小茶匙，用开水对服，即醒。但不必令产妇知之，此法最捷最效，亦引血下行之意也。

上两法无论体气虚实，皆可救急。至昏迷不醒者，必须分清闭脱二症用药。另附辨法于后。

按：产妇必须俟胎胞已下，看其神气清楚，再缓缓扶上床，静坐养息。如遇发晕，即时用醋气熏鼻，兼饮以开水，或米浆数口，以助正气，不可急急搬动产妇。尤须嘱抱腰人，紧紧抱住，千万不可松手。盖胞胎既出，恶露下行，中焦已空，稍一松手，血即乘虚而上冲，势必不救。屡见遭产厄者，多由于此，慎之慎之。

产后发晕辨明虚实秘诀

产下之后，猝然眩晕不省者，有血晕、血脱二症，宜察唇面之色及形象分别之。如果有停瘀上攻迷晕者，唇面之色必赤，形气脉气俱有余，胸腹胀痛，气粗，外症两手握拳，牙关紧闭，此血逆症也。以生化汤倍芎归和酒童便服。更烧红铁淋醋，令酸气入鼻，收神即醒。审其恶露少，胸腹胀痛，血气上冲，宜失笑散。蒲黄灵脂等分，生研酒服三钱。如系血虚生风迷晕者，面唇之色必白，是气脱也。盖气脱一症，产后血既大下，则血去气亦去，故昏晕不省。微虚者，少刻即苏。大虚者，竭脱即死。但察其面目，如眼闭口开、手撒手冷、六脉微细之甚，或浮而散乱，此即气脱症也。速用人参，多则一二两，少则五七钱，加入炒米、煨姜、红枣，煎浓汤灌之，得下即可救，迟则无及。无力备人参者，以大剂当归补血汤，加炒米、煨姜、红枣，煎水灌下，亦可救。

按：脱症闭症，大不相同，稍一误药，生死直同反掌矣。尝见有闭症，宜用逐瘀之剂。而误服补剂而死者，遂令产后畏补如鸩毒，皆庸医贻之咎也。附脱症案一条。己卯五月十七夕，居停媳忽患小产，血去过多，遽^①成血脱，昏晕时余。余见其大汗如雨，面唇晃白，略无生气。以手撒眼开口张，知非闭症。急以参附汤灌之，即愈。

华佗愈风散

治妇人产后中风，口噤手足抽掣及角弓反张，或产后血晕不省人事，四肢强直，或心头倒筑，吐泻欲死。

荆芥穗除梗不用，焙干研末，每服三钱，童便调服。口噤则撬牙灌之，齿噤则不研末，只将荆芥以童便煎之，微温灌入鼻中，其效如神。若无童便，则用黑豆酒亦可。

回生保命黑龙丹

治产患及胞衣不下，血迷血晕，不省人事，一切危急恶候垂死者。但灌药得下，无不痊活。亦治产后疑难杂症。

五灵脂净，二两　全当归二两　大生地二两　川芎二两　良姜二两

以上五味，入砂罐内，纸筋盐泥封固煅红，冷取研细末再入后药：

---

① 遽（jù 句）：急，仓猝。

百草霜二钱　乳香二钱　生硫黄二钱　真血珀二钱　花蕊石二钱

以上五味，同前药和匀，米醋煮面和丸，如弹子大。每服一丸，炭火煅通红，用生姜汁浸碎，以陈酒、童便调服。不过二丸见效。

愚按：此方，友人胡君靖尘①曾亲制试用。据云产后一切怪症，屡见神验。且蒙赐二丸，用之亦效。有力好善之家，预制待用，拯救贫民，功德无量。

六神汤

治产后痰迷，神昏谵②语，恶露不断者，甚或半身不遂，口眼歪斜。

陈橘红去白　石菖蒲一钱　半夏曲一钱，法半夏亦可　胆星一钱　茯神一钱　旋覆花一钱

水煎滤清服。

愚按：产后恶露不断，便知非瘀血证矣。其谵语昏迷，口眼歪斜，或作颠狂之状，皆痰为之也。沈尧封及王孟英二先生，俱推重此方，著有验案，见《女科辑要》中。盖此方药味平淡，功效神速。凡产妇遇有此症，无论知医不知医，只须审其恶露未断，腹软不胀，确知其为痰迷者。照此服三五贴，奇验异常。

---

①　胡君靖尘：据万潜斋《新增温病条辨歌括》中《六暑歌》附识"原文乃吾友胡君靖尘得之无名氏，靖尘临证多年，历验不爽，因不私为己有，嘱刊条辨之后"，可推断胡靖尘为万潜斋友人，业医多年，曾增订《六暑歌》。

②　谵（zhān 詹）：说话多，特指病中说胡话。

清魂散

治产后恶露已尽，忽昏晕不知人，产后气虚血弱，又感风邪也。

泽兰叶二钱五分　人参二钱五分，无人参则用米炒结洋参亦可　川芎五钱　甘草二钱

上为末，用温酒热汤各半盏，调灌一二钱，能下咽，即开眼。更宜以漆纸，或旧漆器，或干漆烧烟熏之，更淬醋炭于床前，使闻其气，必清醒而痊矣。

按：产后血晕，其故不一。有因气脱者，有因血逆者，二症已见前论中矣。有因血风者，愈风散一方是也。惟因痰之症，人多未晓，其症必痰盛气粗，或口眼歪邪，宜以六神之类加减治之。

小儿门

预防小儿脐风马牙简验方

枯矾二钱五分　硼砂五分　朱砂二分水飞　冰片五厘　麝香五厘

共为细末，凡小儿生下，洗过即用此末，掺脐眼上。每换尿布必掺之，掺完一料，永无脐风等症。

小儿初生出痘永不再出神方

金银花一钱　红花一钱　生地二钱　桃仁一钱，去皮尖　荆芥穗一钱　赤芍二钱　当归二钱　甘草五分

以上八味称足，用水二茶杯，煎至一酒杯。再用小儿落下脐带，约二三寸，炭火瓦上焙干，忌用煤火，研极细末入药。尽日内与小儿服完，头一日服药，次日出痘。周身形色红活，与天花无异，三日收功，旋又出疹，而小儿乳食如常，不灌浆，亦不结痂。在小儿出生十八日内，服之有效，过十八日不验矣。

此方乃南路胡司马少泉，传自异人。据述是年得一孙，甫届十二朝，适获是方，即如法服之。明日其痘对对发出，头至手足皆遍，形色红活，与正痘无异。逾日而退，旋又发出疹子，亦甚透足。时司狱蒋君有姻戚举子，已十六朝，急乞是方与服。出痘亦如前状，群惊为神。庆阳易太守馨山，遇产辄用此方俱验，刊施及杭。

按：方中药味均极平和，不过清疏活血之常品，其奏效如是之捷者。当由甫生婴孩，气血浑融，腠理通达，引以本身脐带火焙之力，故能将胎毒发出。所谓服药于未病之先，故能神应如此。既经屡验，因刊送以广其传，为世之慈幼者一助云。

稀痘仙方

羌活五分　生地五分　黄柏五分　防风五分　升麻五分　黄连五分　麻黄五分　甘草三分　归身三分　干葛二分　川芎一分　柴胡二分　苍术二分　黄芩二分　红花二分　陈皮二分　白术二分　北细辛一分　藁本一分　苏木一分　连翘五厘　吴茱萸五厘

共二十二味，合为一剂，分两不可加减，每逢立春、立夏、立秋、立冬前一日。用水二钟，煎至七分，露一宿如遇风雨，不露亦可。次日温服，务留药半盏，俟交节之时再服，尤不可误。一年之内服过四剂，即永不出痘。服过三年，终身疮毒亦少。寒族三千余人，世世相承服此，已屡代不出痘矣。如婴儿年小，乳母代服亦可。见救急奇方。

余家三四十男女小孩，服此方后，再种牛痘。现在男女俱半已婚嫁生育，从无一出过痘者，可见此方神验。近来敝族暨各亲友，服此者亦不少。余初得此方，见其药味夹杂，颇不以为然。及屡用之，小儿均安稳无事。或遇受有外感之时，

服后亦有发热一日、半日，泄泻秽浊一二次者，尽可不理，不治自愈，真奇方也。今详载传世，愿天下为父母者，每年用心记定四日，免小儿异日出痘之危险，不亦一大快事哉。壬辰仲夏潜斋氏特识。

神授预稀痘疹方

银花阴干，金花不用　饭锅粑每一升，入银花一两，共研末。用洋糖或做糕饼，以开水调和，每日令小儿食之

又方，每年腊月清晨，摘带露绿萼梅蕊一百，加上白洋糖，捣成小饼，令食之。

稀痘丹

赤豆小饭赤豆，一两　黑豆一两　绿豆一两　粉草一两

共为细末，用竹筒刮去皮，两头留节，一头凿一孔，以药末入筒中，用杉木塞紧，黄蜡封固，外以小绳系之，投入腊月厕中。满一月，即取出，洗净风干，每药一两，配腊月梅花片三钱和匀。若得雪中梅花片落地者，不着人手，以针刺取者，更妙。如急用，入纸封套内，略烘即干。儿大者用一钱，小者用五分。俱以霜后丝瓜藤上小丝瓜煎汤调，空心服，汤宜多服。服后忌荤腥十二日，解出黑粪为验，一次可稀，三次不出，每年服一次。

愚按：稀痘之法甚多，莫妙于前数方者。是书非验方不传，愿诚心保赤者遵而行之。

治小儿脐风撮口方

脐内受风，以致面赤喘急，啼不出声，其下身必发青筋一道。须臾行至腹，却开两叉迟则行至心胸，难救。急用香油、灯草火，于青筋起处灸三次，于两叉尽处各灸三次，脐上灸三次，再用紫苏、前胡、僵蚕炒各等分，水煎。俟温以绵蘸滴口中，频滴，以口开为度。开口后，切勿即令吮乳。

治小儿舌黑肿硬奇方

用大针刺破舌尖见血，用银簪将血尽行刮出，毒从血去，用新鲜生鸡蛋，在壳尖开一小孔，倾出蛋白，用手掌载住，用微力擦小儿前心，后背心，左右软腰部位，命门骨，每处擦四次，每次用蛋白一蚬壳，擦至蛋白尽为度，片时擦处发出黑毒

蕊数百条，长三分，如乌鸭毛管样，用新绵花铺在毛上，又用细帕，或软布帕扎住。片时其毒毛自落棉里，舌退黑色，复转细软，即能饮乳而愈胎毒欲泄无路，惟蛋白其色属肺，肺主皮毛，故开毛管而毒从此出矣。如喉肿或额乌蓝，嘴角青，牙龈紧，两乳有核，双目闭，不能饮乳等症，亦照上法擦之，自然喉肿消，青蓝退，目开饮乳矣。验案甚多，兹不具载。

治小儿鹅目方即满目自烂者是也

凡小儿舌苔白厚，干硬成块，兼之舌尖及唇红色，小便短赤，此气分之湿热所化，非寒也。先用鲜鹅屎屎上带白色者佳开水冲泡，澄清去滓，俟温，以布缠指，蘸拭口中洗去涎浊，即搽此末于舌之上下，神效。勤洗勤搽数次，苔退烂愈，吮乳自如常矣。

冰片一分　熟硼砂三分　飞辰砂二分　元明粉三分　麝香五厘川连三分　苏薄荷一钱　黄柏五分　青黛四分，水飞

共为细末，每用少许擦患处，喉肿则吹之，小儿一切口舌喉症，皆可治。如自用尚有余末，仍须瓷瓶收贮封固，以应贫民之需，善莫大焉。

八宝丹

治一切风痰发闭，惊风发搐，昏沉谵语，不知人事，危在顷刻。

九转胆星五钱　川羌活五钱　北全蝎五钱，酒洗炒去足　僵蚕五钱，姜汁炒　双钩藤八钱，净末　雄黄二钱　天麻八钱，煨　白附子三钱，煨　淮山药五钱　白茯神五钱　远志肉五钱，甘草水洗　真麝香五分　石菖蒲二钱　大梅片五分　真琥珀三钱　珍珠一钱五分，

豆腐内煮过研末水飞　真牛黄一钱　金箔五分　枳实三钱，炒

共为末，用竹沥调和，少加姜汁为丸，如小痧药大。一二岁者服三五粒，三四岁者，或五粒，或七粒。量儿之大小强弱与之。此方如有力者，预制施送，有起死回生之功。

取竹沥法，用新鲜竹，截去两头，中间留节，略尺余长，放炭火炉上，两头自然熏蒸出油，用瓷盘乘之。

秘传抱龙丸

专治小儿惊风发搐，咳嗽痰喘，舌赤唇干，口渴便短，手足抽掣，痰涎壅盛，一切惊痫风热诸症，神效。

白附子二两，炮　胆星一两，姜炒　羌活一两　僵蚕一两，炒去嘴　前胡一两　橘红一两五钱　天竺黄二两　天麻一两，纸包煨　青皮一两，醋炒　全蝎一两，米炒　黄芩生，八钱　花粉二两　生黄连五钱　南薄荷一两　真琥珀三钱　盉沉香一钱　抱茯神一两　双钩藤一两

共为细末，炼蜜丸，芡实大，朱砂为衣。每服一丸，开水化下。重则二三丸，量小儿大小、强弱用之。此丸面青，唇舌淡白，小便清利者，则不可服。

沆瀣丹

治小儿一切胎毒，胎热，胎黄，面赤目闭，鹅口口疮，重舌木舌，喉闭，乳蛾，浑身壮热，小便黄赤，大便闭结，麻疹斑瘰，游风痱疥，流丹瘾疹，痰食风热，痄腮面肿，十种火丹，诸般风搐，皆神效。

杭川芎九钱，酒炒　锦庄黄九钱，酒蒸　实黄芩九钱，酒炒　厚黄柏九钱，酒炒　黑牵牛取头末六钱，炒　薄荷叶四钱五分　粉滑石

六钱，水飞　尖槟榔七钱五分，童便洗，晒　陈枳壳四钱五分，面炒
净连翘六钱，除去心隔，取净　京赤芍六钱，炒

　　上十味依方炮制，和匀，焙燥，研极细末，炼蜜为丸，如
芡实大。月内之儿，每服一丸，稍大者二丸，俱用茶汤化服。
乳母切忌油腻，但觉微有泄泻，则药力行，病即减矣。如不泄，
再服之。重病每日三服，以愈为度。此方断不峻厉，幸无疑畏，
惟胎寒胎怯，面青白者忌之小儿一切火症，凡大便闭结者，屡验如神。
此方古书未载，得之异授，微似古之神芎丸。近有能者，妙出
化裁而增损之，遂为幼科有一无二之神方。作三焦之主治，盖
凡脏气流通者，必不郁滞。或受毒于妊前，或感邪于诞后，遂
尔中气抑郁，则见以前诸症。方内所有黄芩，清上焦之热，黄
柏清下焦之热，大黄清中焦之热，又藉其有推陈致新之功，活
血除烦之力，能导三焦郁火，从魄门而出。犹虑苦寒凝腻，复
加槟榔、枳壳之辛散，为行气利痰之佐使。川芎、薄荷，引头
面风热，从高而下趋。连翘解毒除烦，赤芍调荣活血，牵牛利
水走气分而舒郁，滑石清润抑阳火而扶阴，又能引邪热从小便
而出。用治以前有余诸证，应如桴鼓。余生平最慎攻伐，惟此
方用之最久，功效莫能殚述，真济世之良方也。见《幼幼集成》。

泻青丸

　　此肝经之主药，凡幼科中截风定搐之方，多用金石脑麝，
体虚弱者不宜。惟此方清心平肝，疏风凉血。凡小儿作热不退，
将成风搐或已成风搐，但服此丸，其应如响。方虽古方，人不
知用。余昔游潭州，遇师指授，始能用之。见《幼幼集成》。

　　川羌活一两　正川芎一两　黑栀仁一两　龙胆草一两　全当归
一两　北防风一两　锦庄黄五钱

上药合为一处，用火烘燥，研为细末，炼蜜为丸，青黛为衣，如大豆大，每服一二丸，茶清化下。

泻白丸

止嗽疏邪，消痰定喘，清热顺气。凡嗽而声不转者效。

石膏二两①，煨熟　花粉　川贝母去心　陈香橼去瓤　胆南星一两　款冬花一两　薄荷叶一两　甘草七钱　细芽茶七钱

以上九味，共为细末听用。

麻黄一两五钱　防风　桑皮蜜水炒　杏仁去皮尖，炒　前胡一两，炒为末　紫菀一两，炒为末　苏子一两，炒为末　陈瓜蒌一大个　柿饼三两　山栀一两　葶苈子五钱，炒

以上十一味，用水煎去渣滤清，再入萝卜汁、水梨汁、饧糖各四两，姜汁五钱，煎成膏，滴水成珠为度，将前药末和匀为丸。每服一丸，每丸重一钱，灯心汤化下，大人嚼化。风邪痰火咳嗽如神。

化毒丹

治一切胎热毒，游风丹毒，热疖口疮，疮火，燥渴，烦躁，大便结，小便涩赤等症。

真犀角一两　川黄连一两　桔梗一两　玄参一两　薄荷叶一两　粉甘草一两　青黛五钱　大黄五钱，酒蒸九次　朱砂三钱，另研极细

上为细末，炼白蜜为丸。丸重一钱二分。每服一丸，灯心汤化下。

---

① 二两：据《医宗说约》卷五"泻白丸"，此外疑为"一两"。

小牛黄丸

治痰逐积，追虫消食，清热定惊，除膨消胀。凡大便不通或按腹中硬痛者，以此下之。急惊、痢疾初起，神效。

黑白丑头末各七钱半　大黄一两五钱　胆星五钱　半夏五钱，姜汁炒　枳实五钱　牙皂三钱

上为极细末，炼白蜜为丸，丸重一钱二分。周岁者服一丸，三周岁者二丸，生姜汤化下，追虫，糖水送下。

沉香末子

治乳食伤脾胃，以致呕吐泄泻，痢疾，疟疾，心腹疼痛，大便下血，寒热不止，凡兼胸腹胀满，嗳气作酸，恶心、恶闻食气，及不思食，下泄臭屁，上症不必悉具，凡见一二，定为伤食，此方主之。

香附四两，盐水拌炒　槟榔四两　厚朴四两，姜汁炒　陈皮四两，炒　枳壳二两，炒　枳实二两，炒　青皮二两，醋炒　楂肉二两　麦芽二两，炒　神曲二两炒　陈萝卜子二两炒　酒饼八钱，即做酒药，炒　柴胡一两二钱　桔梗一两二钱　川芎一两二钱　白术一两，漂土炒　军姜一两，炮　沉香一两，另研，忌火　木香一两，忌火

共为极细末，遇岁者服七分，二三周者一钱，糖拌，空心生姜汤下，便血米汤送下。小儿下血，多因饮食伤脾，脾不摄血。若用止血之剂，及温补升提之法，无益也。余制此方，以消食为主，食消则脾气自复，血不治而自愈。

小红丸

治一切咳嗽，惊痫，发搐，发热，齁①喘，痰涎上壅，痰厥卒倒等症。

全蝎一两，去刺　南星一两　朱砂四钱五分　牛子五钱　巴豆霜二钱半

上为极细末，糯米糊为丸，如菜子大。周岁者每服三四十丸，二周者七八十丸。看小儿大小、强弱用之，灯心汤送下。以上连五方②见《医宗说约》。

苏合香丸

治一切气痛，气逆，中气不和，妇人嗳气，或暴卒鬼魅，恶气等症。此丸购自粤东者佳。缘犀角、安息、苏合香等，江右难得真者，聊录药品，俾阅者知制方之原，以便购用也。

犀角三两，锉末　冰片一两，另研　檀香二两，锉末　木香二两　安息香二两，酒浸　沉香二两，锉末　苏合香一两　朱砂一两，另研　白术二两　荜茇二两　柯肉二两　乳香一两，又名薰陆香　丁香二两　香附二两　明天麻二两　金箔一百张，为衣用　麝香一两，另研

上药各味锉成粗片，研为细末，入米麝、安息、苏合油，同药拌匀，炼蜜为丸，一钱重，用蜡包裹。

愚按：所选秘验各丸方，有力好善之家或随制数种，或多合施送，洵济世利人之事，修福种德之端也。但须遇小儿危险之症，乃可用之。若些小风寒油滞，以致发热轻症，则不必小

---

① 齁：鼻息声。
② 以上连五方：指上文"泻白丸""化毒丹""小牛黄丸""沉香末子""小红丸"五首方剂。

题大做。或用药茶即前载四时茶药方一撮，审其为风寒，加生姜、葱白、淡豆豉为引，煎服泡服均可。审伤油滞，加炒陈建曲一块，炒山楂二三钱同煎，如夏天吐泻，或头疼发热，或胸腹胀满，则用加味藿香正气散。遇受暑或用刮刺诸法，或用六一散，加入鲜藿香叶数片，泡服，皆可痊愈。至风热痰厥，惊风发搐，则非诸丸方不能见效也丸者缓也，气味俱全，故效最速，妙在药性虽峻，而所用不多，诚能对症，功效如神，但与丸药时，总须问清寒热，唇，舌，大、小便耳。

鸡肝药

治小儿疳积，肝经积热，以致眼闭、眼红、失明，腹胀等症。

白肉雷丸一两，赤色者不用，用苍术一两同煮，一二十滚，去苍术，切片　使君子肉一两，黑而虫蛀者不用

二味焙干等分，铁碾内研。用不落水鸡软肝一具，男用雌，女用雄，将末药一钱掺上，饭上蒸熟，小儿食之，即痊愈。轻者二三服，重者不过七服，神效。忌猪肝及猪、牛、犬肉，不忌损目。此方系王仙师所传，吴中专司疳积者，惟赖此方，其效若神。余竭力觅之，以公海内，庶得好生之意云。

按：小儿虫积，腹中膨胀，面色黄瘦，或能饮食而不生肌肤，或好食杂物，而不思饮食，以致上攻眼目者，投以此方如神。

鸡肝药

凡小儿疳积攻眼，已成外障翳膜者，用此方治之辄效。

滑石六钱，水飞　雄黄二钱　朱砂三钱，水飞，忌见火　冰片三

分　石决明一两五钱，煨　海螵蛸四钱，煅去壳　炉甘石六钱，童便煅七次　赤石脂三钱，煅

上各为末，每鸡肝一具，入药末五分，陈酒、米泔各半盏，饭上蒸熟，食之。开瞽①复明。

又方，每岁服一分。

四宝丹

治小儿面色黄瘦，肚腹膨胀，好食生米、泥土、木炭等症。

使君肉一两　槟榔一两　南星一两，姜汁制

如小儿好食茶叶，加炒茶叶一斤。如食生米，加炒麦芽一斤。食黄泥，加壁土一斤。食黑炭，加黑炭一斤。随所嗜而加之，共研末，炼蜜为丸，梧子大。每服五十丸，晨早以砂糖水送下。

烧针丸

治小儿吐泻如神。

黄丹水飞　朱砂水飞　白矾火煅。各等分

共为末，红枣肉为丸，黄豆大。每服三四丸，戳针尖上，放灯焰上烧，存性研末，或凉水、泔水调服。泻者，食前服。吐者，不拘时服。

外用鸡蛋清调和，真绿豆粉作膏，吐者涂足心，泻者涂囟门。

火泻方

凡小儿身热如火，口渴，喜饮冷而不喜食热汤者，是也。

---

① 瞽（gǔ 鼓）：盲。

车前子二钱　茯苓一钱　白芍一钱　黄连三分　泽泻五分　猪苓三分　麦芽一钱　枳壳二分

水煎服，一剂即止，此治火之圣药也。

寒泻方

寒泻者，腹痛喜手按摩，口不干而舌滑者，是也。

党参一钱　白术一钱　茯苓二钱　肉桂二分　干姜二分　甘草一分　砂仁一粒　神曲五分

水煎服，此方健脾补气，分湿利水祛寒之圣药，自然寒泻立止。

立止水泻方

车前一钱　泽泻一钱　厚朴一钱两分，姜汁炒

共研末，滚水调服，立愈。

肥儿丸

常用可免饮食伤脾之症。

山药二两，炒　茯苓一两五钱　白扁豆一两五钱，炒　五谷虫一两五钱，淘洗净炒　山楂一两五钱，炒　白芍一两五钱，炒　麦芽一两五钱，炒　神曲一两五钱，炒　当归一两五钱　白术一两，土炒　陈皮一两　使君子肉一两，煨　生甘草七钱　胡连七钱，姜汁炒

蜜丸绿豆大，每服二三钱。

秘传五疳散

专治小儿五疳潮热，面黄肌瘦，烦渴吐泻，肚大青筋，手足如柴，精神疲倦。历试有效，无疾预服此药，则诸疾不生。

元气虚弱者，服半月自然肥满，身体轻健。

白术一两五钱，蜜水炒　白茯苓七钱五分，去皮　甘草一钱五分
麦冬一两，去心　使君肉七钱五分，切碎略炒　山楂肉五钱　麦芽五
钱，炒　金樱子肉五钱，略炒　芡实二钱五分　莲肉五钱，隔纸炒
青皮二钱，去穰，面炒　橘红五钱

上为极细末，和匀，重七两。每次用药末一两，炼蜜半斤，
或四两，调成膏。每日中晌、晚间，各服一二茶匙，温水漱口，
如身热咳嗽，加地骨皮、百部各五分。如肚腹饱胀，大便稀水，
肠鸣作溏或虫出不和，加槟榔二钱五分，木香一钱。如禀受气
弱，加党参二钱五分

炼蜜法，用极大青竹筒一节，削去外面青皮，两头留节，
将一头锥一孔，灌蜜令满，仍用竹钉固孔，以水煮蜜热为度，
或加茅根一把，在水中煮蜜更佳。如将蜜通炼，临时调药旋服，
亦好。途中无蜜，滚白水调服亦可。

肥儿丸

治五疳五痢，泻蛔虫，脏腑虚弱，身体羸瘦，发竖焦黄，
小便浊色，消积化食，健脾和胃，长肌肉，肚腹膨胀，俱宜服。

陈皮一斤，炒　甘草四两，炙　蓬术六两，炒　厚朴八两，姜炒
枳实八两，面炒　连翘六两　香附一斤，七制　楂肉六两　神曲六两，
炒　萝卜子八两，炒　胆草六两　青皮子八两　川连八两，炒　白术
八两，土炒　槟榔八两

共为极细末，炼白蜜为丸，如龙眼大，空心清米汤下。若
疳积，加芦荟、胡黄连、银柴胡，名芦荟丸，又名五疳保童丸。
此须夜间发热，骨瘦如柴者，可用。

一方加蛤蟆食蛆，俱烧存性入前药内，名干蟆丸。虚者加

薏苡仁、山药。虚甚者加党参。有虫加川楝子、使君子、肉豆蔻。

愚按：肥儿丸，方书所载，不一而足。大约不外健脾攻积，去虫导滞。但多用苦寒，最易败胃。兹采取三方，前二方运土补脾，可作小儿时常胀食之品。后一方则专为攻虫积而设凡小儿面黄腹大，小便浑浊如米泔，大便溏泄酸臭，皮毛枯索，头面生疮，揉耳擦目，指甲揢入，双目羞明，生翳，夜热昼凉等症，皆疳病见端也。不必悉具，但见二、三种即是，不可不知。神而明之，存乎其人一任，高明采择可也，又附数方于下。

治小儿诸疳方

使君子肉二钱　雷丸一钱　槟榔一钱　黑丑五分　赭石五分

俱生晒研末，每服三分，以鸡卵一枚，打破空头纳药，纸封，饭上蒸熟食之，药完即愈。

治小儿积滞方

海蜇　凫茈即荸荠别名

常煮食之，兼治大人痰哮，及肝乘胃痛，浸烧酒饮之，能消大人胸中痞块。又绍兴青腐乳汁作下饭，能消疳积，治腹胀牙黄。

治小儿疳气攻目方

鸡肝一具不落水，竹刀切片，用牡蛎粉入分，飞辰砂少许，拌匀糁入，饭锅上蒸熟食之，如此十次，翳即退净，当时忌食茶汤油腻。

治小儿疳病方

鸡肫皮二十个，勿落水，瓦焙干，研末。车前子四两，炒研末。二物和匀，以米糖熔化，拌入与食，食完即愈。忌油腻面食煎炒。

又方取田鸡，白水煮熟，姜末少许亦效。

治慢惊风心得神方末附鄙见，数条存参

武进庄在田著

慢惊之症，缘小儿吐泻得之为最多，或久疟久痢，或痘后疹后，或因风寒饮食积滞，过用攻伐伤脾，或禀赋本虚，或误服凉药，或因急惊而用药，攻降太甚，或失于调理，皆可致此症也。其症神昏气喘，或大热不退，眼翻惊搐，或乍寒乍热，或三阳晦暗，或面色淡白青黄，或大小便清白，或口唇虽开裂出血，而口中气冷，或泻利冷汗，或完谷不化，或四肢冰冷，并至腹中气响，喉内痰鸣，角弓反张，目光昏暗，此虚证也，亦危症也。俗名谓之天吊风、虚风、慢惊风、慢脾风，皆此症也。若再用寒凉，再行消导，或用胆星抱龙以除痰，或用天麻全蝎以驱风，或用知柏芩连以清火，或用巴豆、大黄以去积。杀人如反掌，实可畏也。若治风而风无可治，治惊而惊无可治，此实因脾胃虚寒，孤阳外越，元气无根，阴寒至极，风之所由动也。治宜先用辛热，再加温补，盖补土所以敌木，治本即所以治标，凡小儿一经吐泻交作，即是最危之症。若其屡作不止，无论痘后，疹后，病后，不拘何因，皆当急用参术，以救胃气，姜、桂、枸、熟等药，以救肾气，不惟伤食当急救之。即伤寒伤暑，亦当急救之。盖其先虽有寒暑实邪，一经吐泻，业已全

除，脾胃空虚，仓廪空乏，若不急救，恐虚痰上涌，命在顷刻矣。庸医不明，皆误指为热为食，投以清火去积凉药，立时告变，为之奈何。与其失之寒凉，断难生治，不若试之温补，犹可救疗，此语发明吐泻惊风之理，最为明透，后之君子，愿无忽诸。今将慢惊辨证，胪列①于后。

慢惊吐泻，脾胃虚寒也。

慢惊身冷，阳气抑遏不出也服良药之后，往往至此。

慢惊鼻孔煽动，真阴失守，虚火烁肺也。

慢惊面色青黄及白，气血两虚也。

慢惊口鼻中气冷，中寒也。

慢惊大小便清白，肾与大肠全无火也。

慢惊昏睡露睛，神气不足也。

慢惊手足抽掣，血不行于四肢也。

慢惊角弓反张，血虚筋急也。

慢惊乍热乍凉，阴血虚少，阴阳错乱也。

慢惊汗出如洗，阳虚而表不固也。

慢惊手足瘛疭②，血不足以养筋也。

慢惊囟门下陷，虚至极也。

慢惊身虽发热，口唇焦裂出血，却不喜饮冷茶水，进以寒凉，愈增危惊，以及所吐之乳，所泻之物，皆不甚消化，脾胃无火可知，唇之焦黑，乃真阴之不足也明矣。

大凡因发热不退及吐泻而成者，总属阴虚阳越，必成慢惊，并非感冒风寒发热可比，故不宜发散。治宜培元救本，加姜桂

① 胪（lú 卢）列：陈列。
② 瘛疭（chìzòng 赤纵）：筋脉痉挛。《素问·诊要经终论》："太阳之脉，其终也，戴眼、反折、瘛疭。"

以引火归源，必先用辛热冲开寒痰，再进温补方为得法。

经验二方列后。

逐寒荡惊汤

此方药性温暖，专治小儿气体本虚，或久病不愈，或痘后疹后，或误服凉药，泄泻呕吐，转为慢惊。清热散风，愈治愈危。速宜服此，能开寒痰，宽胸膈，止呕吐，荡惊邪。所谓回元气于无有之乡。一二剂后，呕吐渐止，即是验也。认明看症数条，便知虚实但系虚寒，即宜服之，不必疑畏也。

胡椒一钱,研　炮姜一钱　肉桂一钱　丁香十粒

上四味研为细末，以灶心土三两煮水，澄极清，煎药大半茶杯，频频灌之，接服后方，定获奇效。

加味理中地黄汤

此方助气补血，却病回阳，专治小儿精神已亏，气血大坏，形状狼狈，瘦弱至极，皆可挽回。如法浓煎，频频与服，参天救本之功，有难以尽述者。

熟地五钱　当归二钱　萸肉一钱　枸杞二钱　白术三钱　炮姜一钱　党参二钱　炙甘草一钱　枣仁二钱,炒,研　肉桂一钱　故纸二钱　炙芪二钱

加生姜二片、红枣三枚、核桃肉二个为引，仍用灶心土二两，煮水煎药，取浓汁一茶杯，另用附子五分，煎水搀入。谅儿大小，分数次灌之，如咳嗽不止者，加蓿壳一钱、金樱子一钱。如大热不退，加白芍一钱。泄泻不止者，加丁香五分。只服一剂，即去附子，只用丁香七粒，隔二三日，只用附子二三分。盖因附子大热，中病即宜去之也。如用附子太多，则小便闭塞不出。

如不用附子，则沉寒脏腑，固结不开。如不用丁香，则泄泻不止。若小儿虚寒至极者，附子不妨用至一二钱。此所谓神而明之，存乎其人，用者审之。此方乃救阴固本之要药。治小儿慢惊，称为神剂。若小儿吐泻不至已甚者，或微见惊搐，胃中尚可受药，吃乳便利者，并不必服逐寒荡惊汤，只服此方一剂，而风定神清矣。如小儿尚未成惊，不过昏睡发热不退，或时热时止，或日间安静，夜间发热，以及午后发热等症，总属阴虚，均宜服之。若新病壮实之小儿，眼红口渴者，乃实火之症，方可暂行清解。但系实火必大便闭结亦间有泄泻，为火迫下注者，须细辨之，潜批，气壮声洪，且喜多饮冷茶水。若吐泻交作，则非实火可知矣。此方补造化阴阳所不足，实回生起死有神功。倘大虚之后，服一剂无效，必须大剂多服为妙。

愚按：慢惊一症，允推逐寒荡惊汤与加味理中地黄汤为神方。然必须辨之的确，乃著奇效，稍一心粗，必误事矣。大凡此症多由体气怯弱，或为父母者矜持太过，每遇小儿有病，医药杂投，丸汤兼进，消导寒凉，屡进不易，以致攻克太过，元气大伤，变成慢惊。若但见吐泻，往往有因食滞暑热者，误用此方，祸如反掌。余故特附火泻一方于前，二验案于后，使人得以参变。至于慢惊案虽多，《福幼编》① 中，载之已详，尽可揣摩，不欲多赘也。

验案二条：凡小儿吐泻虽甚，倘见口渴便少，不可误服理中地黄之类。余有侄女未周岁，夏患吐泻，发热三日，吮乳非吐出即泻出，时欲作角弓反张状，审其口渴甚，便极少，唇干

---

① 福幼编：刊于 1777 年，清·庄一夔著。

带黑色，舌无津液，知虽口气微冷为虚寒，因渴甚便少，不敢遽①作虚治，乃投以五苓散加藿香一料，又以七味白术散代茶，儿渴甚不分甘苦，入口便吞，饮完，出微汗，略小便，泄泻略减，至夜渴仍甚，且发烦欲痉，余细察其土木不和，复以陈灶心土一大块，以安其中宫。乌梅二大枚，以敛其肝木。灯心十余茎，以清其心火。一服即安睡半日，热退神清而愈。

又治一小儿，烧热一月，时热时退，后更每日大泻一二次，完谷不化。见其骨瘦如柴，窃疑为慢惊，待细望色审窍，大不以为然。盖问其所泻者，极多、极速、色黄。色黄者，属热也。多而速者，火迫下注也。又见其面色虽黄，而两目光莹，面黄为病久，目有光者神未败，且卜其内有热也。又见其指枚粗大，带紫色。紫色，属热也。而且唇干舌燥，口渴腹膨，便短赤。益知其三焦有热，故膀胱水道不行也。乃直投五苓散加栀仁凉剂一剂，诸症俱退，二剂痊愈。使当时稍一偏执，见孩瘦又病久，断为慢惊，用温补之类，则是儿由我而死已耳。我必深自引咎，而疑此书之不可信也，记此为粗心者戒潜斋氏识。

又按：前所列抱龙八宝诸丸，皆追风清热化痰之药。急惊最为对症，慢惊最忌，甚者下喉即死，知之，慎之。

附慢惊方：如乡间制药不及，急取鸡鸭窝要养鸡鸭数十年者粪泥下净土一撮去粪数寸者，不要有粪，煎水服，立愈。屡试如神。

辨证简切要诀

小儿热症有十：面颊红，唇舌赤，大便闭，小便短赤，渴不止或欲饮冷，上气急胸满腹膨，神气烦躁，哭声洪亮此条须兼看乃

---

① 遽（jù 具）：急，仓猝。

得，因不专属热证故也，手足心热，眼红赤。此皆实热症忌用温补。

小儿寒症有十：面晄白，舌淡白，粪清白，肚虚胀，小便清或微黄而长，眼珠青，口不渴或渴不多饮，饮亦喜热，数口即止，声低神倦，吐泻无热不但无外热且无口渴、唇红、舌赤、便短内蕴之热也，手足厥冷此条亦有伏热症，须兼看他症乃得，睡露睛。

此皆虚寒症，忌用寒凉见《幼幼集成》。

愚按：以上所论寒热诸症，不必悉具。但见数条便是，总须细辨为要。

目疾门

消风养血汤

治目赤肿痛。

荆芥五分　蔓荆子五分　菊花五分　白芷五分　麻黄五分　防风五分　桃仁五分，去皮尖　红花五分，酒炒　川芎五分　当归一钱，酒洗　白芍一钱　决明一钱　石决明一钱　甘草一钱

水煎服，洗亦可。

蝉花散

治肝经蕴热，风毒上攻眼目，翳膜遮睛，赤肿疼痛，昏暗视物不明，隐涩难开，多生眵泪，内外障眼。

草决明炒　甘菊花　川芎不见火　蝉蜕洗去土　山栀子　谷精草　防风不见火　黄芩　蔓荆子　木贼草　羌活不见火　荆芥　密蒙花　白蒺藜炒，去刺　甘草各等分

上为末，每服二钱，用茶清调服，或用荆芥汤，入茶少许调服，亦得。食后及临卧时服。此去翳通治方。

洗刀散

治风热上攻，火眼赤痛，骤生云翳，外障遮睛。

防风一钱　麻黄五分　荆芥五分　川芎五分　羌活八分　蔓荆子四分　薄荷四分　独活五分　石膏一钱　滑石一钱　归尾一钱　赤芍八分　大黄五分　黄芩五分　连翘（原文召）五分　元参五分　芒消五分　菊花五分　栀子四分　木贼五分　蝉蜕五分　草决明五分　白蒺藜五分　细辛三分　甘草三分　白术五分　桔梗五分

共为粗末，加清茶叶，分两次，水煎数沸服。

此方药味虽杂，而治风热上泛之时眼，殊有奇功，然必口干而渴，小便短赤，大便闭结者，投之乃能效如桴鼓也。见证既的，万勿疑畏。风火眼疾，倘医治法不善，或一味辛散，火得风益炽。或一味寒凉，血得冷则凝，往往有致人瞽①目者，殊可浩叹。此散妙在表里两解，凉剂虽多，决不闭遏，真良方也。如风火轻，或夹风寒者忌用。

又有风火时眼，数日后目赤如血，肿痛欲裂，小便涩滞，大便闭结，或偏左头目掣疼，或胁肋胀痛，口苦耳鸣，烦躁不安，左关脉弦数，确知其为肝风胆热者，速用龙胆泻肝汤胆草、栀仁、生地、当归、柴胡、黄芩、木通、泽泻、车前子加酒大黄二三钱，归尾二钱，桃仁一二钱，为釜底抽薪之法，连服数剂，其效如神。

凡风火时眼，目赤肿胀，头目昏痛，羞明畏日，泪流盈颊，偏于风寒而热不重者，消风养血汤一二剂可愈。若赤肿翳多，隐涩难开，宜用蝉花散。口渴，小便短赤，大便闭结，风火上攻，红肿痛甚，偏于热重者，洗刀散，或龙胆泻肝汤加味最验。风火时眼，有此数方，不必另请眼科，决无不愈之理，但贵人善于化裁耳。

敷火眼及风热眼方

生南星五钱　红饭豆五钱

共为末，取生姜自然汁，调作二饼，贴两太阳穴此方寒眼尤宜。又敷火眼痛极，用大红枣取肉五六枚，葱三四根，共捣如

---

① 瞽（gǔ 鼓）：瞎。

泥，作二小饼，闭目贴之，令其发散自愈。盖眼无风寒，必不疼痛，以此疏散，立时见效。昧者以为火眼，必用凉药敷点，而用芩、柏之类，不知遏抑其寒邪，不能外出，若非真属火症，必变眼珠疼痛，久不能愈，慎之。

金露散

治目赤肿痛，翳障诸疾。

天竺黄二两，新香者　海螵蛸二两，不必浸洗　月石二两　朱砂飞净　炉甘石八钱，片子者佳，煅童便淬七次，飞净

为极细末，瓷瓶收贮。每用时旋取数分，研入冰片少许，诸目疾皆妙。若治外内眦障，取一钱许，加珍珠八厘须放豆腐中蒸熟用，胆矾三厘。若烂弦风眼每一钱，加铜绿、飞丹各八厘。如赤眼肿痛，每一钱，加乳香、没药各五厘。

磨光散

治法同上，此散善磨翳障，除昏暗。

野荸荠粉洗净去皮，石臼中捣烂，密绢绞汁，如做藕粉法，再用清井水飞，晒干　炉甘石用黄连、黄柏、黄芩、甘菊、薄荷煎水，煅后淬入，再用童便淬七次，将药水飞，晒干　珍珠入豆腐内煮过，研细水飞

每荸荠干粉一两，配制过甘石①五钱，珠末二三钱，各将瓷瓶收贮。临用渐渐配和，加入冰片少许点之。

水眼药秘方

治诸般眼疾。

① 制过甘石：即煅炉甘石，生炉甘石主含碳酸锌，经煅烧后分解为氧化锌，能部分溶解，增强明目退翳作用。此方出自《种福堂方》卷三"磨光散"。

羊脑炉甘石①一两，童便浸，春五、夏三、秋七、冬十日取出打碎，放新瓦上火煅二次，漂净焙干　山东黄丹一两，水飞过，焙干　辰朱砂四钱，研细，水飞过　真麝香三分，研　真乳香四钱，熨去油　真没药四钱，熨去油　白硼砂二钱，研极细，水飞过　海螵鞘一两，去衣，研细，水浸漂净，焙干　破大珍珠五分，制见前

上药九味，研极细末直研至无声为度，将药调成膏子，用瓷罐盛，熔蜡封口，愈陈愈佳，点一切眼疾神效。

磁珠丸

治神水宽大渐散，昏如雾露中行，渐睹空中有黑花，睹物成二体，及内障神水淡绿色、淡白色，及治耳鸣及聋。

灵磁石二两，煅，醋淬水飞　辰砂一两，飞　神曲三两，生

上三味更以神曲一两，水和作饼，煮浮，入前药炼蜜丸。每服十丸，加至三十丸，空心米汤下。

石斛夜光丸

治神水宽大渐散，昏如雾露，空中有黑花，睹物成二，神水淡绿、淡白色者。

天门冬二两　菟丝子七钱　人参二两　茯苓二两　甘菊七钱　山药七钱　枸杞七钱　石斛七钱　杏仁七钱　草决明八钱　麦冬一两　熟地一两　生地一两　肉苁蓉五钱　青葙子五钱　羚羊角五钱，镑　蒺藜五钱　川芎五钱　甘草五钱，炙　黄连五钱　防风五钱　枳壳五钱　乌犀五钱，镑　牛膝七钱五分

① 羊脑炉甘石：即炉甘石。《纲目》曰："炉甘石所在坑冶处皆有……其块大小不一，状似羊脑，松如石脂，亦粘舌。"现今炉甘石药材的矿物来源菱锌矿特征与其描述相符。

上二十四味，为细末，炼蜜丸，如桐子大，每服三十五丸，温酒盐汤送下眼科药不外此诸味。

二百味草花膏

治目赤流泪，或痛或痒，昼不能视，夜恶灯光血热则目赤，肝热则多泪，热微则痒，热甚则痛，赤肿昏眊①，故昼不能视，阳胜故夜恶灯光。

羖羊胆　蜂蜜

入蜜胆中，蒸熟，候干，细研为膏，每含少许，或点目中。

又法：腊月入蜜胆中，纸笼套住，悬屋檐下，待霜出，扫取点眼羊食百草，蜂采百花，故名。

张三丰真人治目疾碧云膏

腊月取羚羊胆十余枚，以蜜装满，纸笼套住，系屋檐下。待霜出，取下点之，神效即二百味草花膏另一制法。

凡目疾病有由于肾脏风者，惟四生散最神。眼医多不知治，特采名案三条以证之。

薛立斋治一男子，眼赤痒痛，时或羞明下泪，耳内作痒，服诸药不效，气血日虚，饮食日减，而痒亦盛，此脾肾风热上攻也。以四生散白附子、黄芪、独活、沙苑、蒺藜酒调四服而愈。又一人头目昏眩，皮肤瘙痒，搔破成疮，以八风散治之亦愈。

张三锡治一人目赤，黑珠傍暗赤成疮，耳中痒，作肾脏风治，用四生散，每作三二服即愈。时称为圣散，方见前。

沈存中云，余为河北察访使，时病目赤，四十余日，黑睛

① 眊（mào 冒）：眼睛看不清楚。

傍黯赤成疮，昼夜作楚，百治不效。郎官邱革相见，问予病目如此，曾耳中作痒否，若耳中痒即是肾中风，有四生散，疗肾风，每作二三服即瘥。闾里称为圣散子，予传其方合服之，午后一服，临卧一服，目反大痛，至二更乃能眠，乃觉目赤稍散，不复痛矣。更进三四服，遂平安如旧。

尤在泾曰：目赤肿痛，人知降火，而不知活血，所以多不得力，只用四物汤内，地黄用生，芍药用赤，加蒸大黄、赤茯苓、薄荷叶治之甚妙，此戴复菴法也。余谓目赤肿痛，人知活血，而不知治痰，脾胃壅滞，积热生痰，积痰生热，辗转相因，气冲头目，昏痛不已者，须用半夏、石菖蒲、黄芩、枳实、茯苓、陈皮，微兼菊花、白蒺藜之属，治之。

慎柔五书有曰，左光禄丞，年及四十，两目俱瘀肉满珠，他医与以祛风散热之剂，不效。余谓脾主肌肉，此脾胃肉滞也。以桃仁泥二钱，枳实一钱半，连翘一钱半，元明粉二分，白芷二分，山楂肉一钱半，每晚服一帖，至十帖而痊愈。余以此方治数百人，患此者未尝不效。第先曾服多苦寒之剂，已伤脾胃，不思饮食者，禁不可与。如勉服之，则眼必坏，且致虚损。如患此症，服过寒凉，已伤中气，且宜静养守之，亦得渐退，不可造次，致于失明。盖此症医者罕识，阳明多血多气之经，而经云血实决之，此方决之之意也。如患者脾胃素虚，必欲服之，或间日一帖，或间二三日一帖可也。急服则损目伤脾矣。

邱豫章患瘀胬①满眼，医以大黄行之，祛风散热之剂，服

——

① 胬（nǔ 努）：一种眼病，指眼球结膜增生而突起的肉状物，即翼状胬肉。

之俱不效，以前方前条所载三四帖而愈时下眼医，所恃者惟点药耳，至用汤煎，则仅知眼门套药，如木贼、蒺藜、菊花、决明之类。以上所选诸法，皆足开人神智，启人聪明，宜熟玩之。

凡一切亏损之症，如滋阴地黄，益阴肾气，杞菊六味，加味驻景，定志，地芝，明目各丸，皆见眼科书，兹不具赘。

按：五窍之病，惟目最多，所以另有专科，是书略述内外数方，名案数条，以备采取。至于全体治法，则当广求眼科书而探讨之。风火时眼，煎方业已大备，可于书中择对症之药酌用可也。

疮毒门

仙方活命饮

治疮肿色赤，壮热焮痛，此阳毒也，服此未成者即消，已成者即溃。消肿止痛，化脓解毒，散瘀清痰，乃疮痈之圣药，外科之首方也。故名曰仙方活命饮。

防风二钱　白芷一钱五分　山甲一钱五分, 蛤粉炒黄　花粉一钱五分　赤芍一钱五分　归尾一钱五分　乳没末一钱五分①　贝母一钱五分　皂刺一钱五分　金银花三钱　陈皮一钱五分　甘草一钱五分

酒煎服，服数剂。未成者自消，若已成而脓溃者，必体虚难得收敛，当服补托之剂。

神授卫生汤

治痈疽发背，脑疽对口，丹瘤瘰疬，恶毒疔疮，流注湿痰，一切疮疡表里俱实之症。未成即消，已成即溃，在表即散，在里即下，通解表里之神方也。

羌活八分　防风　白芷　山甲土炒, 研　石决明煅　沉香　红花　连翘各六分　银花　皂刺针　归尾　甘草　花粉各一钱　乳香五分　大黄二钱, 酒拌炒, 脉虚便利者勿用。

水二碗，煎八分，病在上部，先服药，随后饮酒一杯。病在下部，先饮酒一杯，随后服药。

按：上二方，为外科起手必用之药，一切风热疮毒表里俱见之症，可以选用。

---

① 一钱五分：据文义，疑应为"各一钱五分"。

荆防败毒散

治痈疽发背、乳痈等症初起，头疼，发热，恶寒，焮肿，高赤疼痛，脉浮紧浮数，邪在表也，服此方汗散，疮发太阳经，邪在外，倍羌活、防风，阳明经加白芷、升麻，少阳经倍柴胡，太阴经加白芍、升麻，少阴经倍独活，厥阴经加青皮、柴胡，皆以肉桂佐之。

防风　荆芥　羌活　独活　柴胡　前胡　桔梗　连翘　枳壳　川芎　茯苓　银花　甘草　生姜

上药疮在下，空心服。疮在上，食后服。疮在臂，加桂枝少许。疮在腿膝，加木瓜，热服取汗。

按：此方恶寒发热，头身疼痛，疮痈表症重者宜之。

凡一切排脓内托之剂，不外八珍参、术、苓、草、归、地、芍、芎、八物即八珍，以黄芪代党参加减。项之上，加白芷；胸之上，加桔梗；下部加牛膝；虚寒加桂附；毒未尽者，加银花连翘；痛甚者，加制乳没；气滞，加香附、木香；脓成不穿破，加甲珠皂刺；血热加入紫草、红花、丹皮、生地之类。随症增减。毋拘成见可也。聊附数方，以为一隅之反。

托里消毒散

此方治痈疽已成，内溃迟滞，因气血不足，不能助其腐化也。宜服此药托之，令其速溃，则腐肉易脱，而新肉自生矣。

皂角刺五分　银花一钱　甘草五分　桔梗五分　白芷五分　川芎一钱　生黄芪一钱　当归一钱　白芍一钱　白术一钱　党参一钱　茯苓一钱

水煎，食远服。

十宣散

一名千金内托散，一名排脓内补散，治一切痈疽疮疖。已成者速溃，未成者速散，败脓自出，恶肉自去，止痛排脓生肌，其效如神。

人参　黄芪盐水浸蒸，焙　当归酒洗　厚朴姜制　桔梗　肉桂　川芎　防风　白芷　甘草各等分

为末，每三钱，温酒调服，不饮酒者，木香汤调下。冬寒宜用，夏月宜稍加清凉之品。然亦须辨症之寒热，而不可拘也。

竹叶黄芪汤

治痈疽发背，诸般疔肿，表里热甚，口干大渴者。

黄芪一钱五分　川芎一钱五分　白归二钱　白芍一钱五分　人参一钱五分　甘草一钱二分　生地黄一钱五分　石膏二钱　麦冬二钱　陈皮一钱，呕者易半夏　淡竹叶十片　条芩一钱五分

上药治热毒之方，徐谓知母、茅根、元参、连翘、银花之类，皆可选用。

莲子清心饮

治心经蕴热，小便赤涩，玉茎肿痛，或茎窍作疼及上盛下虚，心火炎上，口苦咽干，烦躁作渴，或虚阳口渴，小便白浊，夜则安静，昼则发热者。

石莲肉　黄芪　黄芩　赤苓　人参各一钱　炙草　泽泻　麦冬　地骨皮各五分

水煎，空心服。

内疏黄连汤

治痈疽发背，对口腿痈等症，初起肿硬，发热作呕，大便闭结，小便如淋，烦躁饮冷，心烦口苦，六脉沉实有力，此毒邪深伏在里也。用此疏通脏腑，使毒邪不得变传经络。

黄连　黄芩　山栀　当归　薄荷　木香　白芍　槟榔　桔梗　连翘各一钱　甘草五分　大黄一钱五分或二钱

水二钟，煎八分，食前服。

此方代黄连解毒汤、清凉饮、破棺丹等剂。苦寒攻下之品也。若病者大便如常，惟见烦躁做渴，饮冷谵语，脉洪数，此方竟去大黄与之可也。如不应，反加狂言，自汗大渴，再加石膏、知母、竹叶、粳米。倘本病投之本方不应，倍大黄。如大便仍不通，反加狂言大渴，非用芒消不可，师古人方，不若师古人意，全在司命者之变通也。

加味银花甘草汤

治阳毒焮赤肿硬，疼痛异常，一切疮痈。

金银花六两　生甘草一两　皂角刺五钱

水煎和酒服之，一二剂即愈。应手取效，真妙方也。

又此方去皂刺，用水酒炆①，名曰金银花酒。能治一切痈疽恶疮，不问发在何处，或肺痈、肠痈，初起便服，奇效。其法用水二碗，煎一碗，再入酒一碗，略煎，分三服，一日一夜服尽。重者日二剂，服至大小肠通利，则药力到，外以生者烂捣，酒调敷毒四围。

---

① 炆（wén文）：方言，用微火炖食物或熬菜。

又案，昔有人传一方，遇赤贫者生大毒，以皂角刺四两，生甘草二钱，酒水各半煎服，初起一二剂即消，余试验数人，然有力者，不如用四妙汤更妥。

四妙汤

治气血俱虚，一切疮疡肿痛，微恶寒，时内热，口中无味，大便如常，皆气血内虚之故。此方益气和血，解毒托里之神功也。溃后用之，排脓去瘀，生肌长肉，逐余毒，通经络，尤验。即神效托里散，又名四仙饮。

生黄芪五钱　大当归一两　金银花一两　甘草节二钱

上药水煎，昼夜服尽，自可移深居浅，转重作轻。如已成，气血素亏，不能穿溃者，加白芷、皂针、山甲各二钱，一服自溃。如已溃后，即宜删去皂针、山甲。如初起焮①痛，口渴，加天花粉。

此方出《外科说约》，《顾世澄疡医大全》中采之，谓此乃疡科首用捷法。数十年来，凡治一切痈疽，皆赖此方增减活法，临时酌用。遇大症，金银花每加至六两、四两，生黄芪加至两许，当归加至二两，甘草节加至三钱，但见其疮色不起，脓水清稀，即加肉桂，转阴为阳，化毒成脓。如乳痈乳吹，即加蒲公英一两，立消。百发百中，万稳万当。如遍身有湿热疮癣者，勿用。又按：此方随症加减，用之如神，故急录之。

阳和汤

主治骨槽风，流注，阴疽，脱骨疽，鹤膝风，乳癌，结核，石疽，贴骨疽，及漫肿无头，平塌，白陷，一切阴凝等症。麻

---

① 焮（xìn 信）：发炎红肿。原作"掀"，据文义改。下径改，不注。

黄得熟地不发表，熟地得麻黄不凝滞，神用在此。

熟地黄一两　白芥子二钱，炒研　鹿角胶三钱　肉桂一钱　姜炭五分　麻黄五分　加生甘草一钱。乳癌加土贝母五钱，阴寒重者，或加附子一二钱。

上药用水加酒一杯同煎。

按：凡阴毒初起，莫妙于阳和汤，著效如神。若能间服犀黄醒消诸丸见《外科全生集》，此书极佳，兹因集监，不能全录，无不内消者，此亦外科最重之方，与四妙汤殊堪媲美。但四妙汤须半阴半阳之症，此则纯属阴症耳，须细辨之。

回阳三建汤

治阴疽发背初起，不疼不肿，不热不红，硬若牛皮，坚如顽石，十日外脉细身凉，肢体倦怠，皮如鳖甲，色似土朱，粟顶多生孔，孔流血，根角平散，软陷无脓，又皮不作腐，手热足冷者，急服此方。

附子　人参　黄芪　当归　川芎　茯苓　枸杞　陈皮　萸肉各一钱　木香　甘草　厚朴　苍术　红花　独活　紫草各五分　煨姜三片　皂角树根皮二钱

水二碗，煎八分，入酒一杯，随病上下，食前后服之，用棉帛盖暖。疮上顶，不得大开疮孔，走泄元气，服药后，手足温暖，疮便发热，渐作烅肿，复生疼痛，色暗得活，坚硬得腐，肾气得回，此是药之验也，在三服中应之则生，外兼照法，扶接阳气为妙。

托里温中汤

治痈疽阳弱阴寒，脉虚生冷，或疮为寒变，反致不疼。或脓水清稀，心下痞满，肠鸣腹痛，大便微溏，食则气短，呕逆不得安卧，时发昏愦者。

白术一钱五分　茯苓二钱　木香　丁香各五分　陈皮一钱　羌活一钱　益智仁一钱五分　炮姜一钱五分　人参二钱　白蔻仁一钱　附子二钱　甘草一钱

姜、枣为引，余制此尝治痈疽阴症及杂症，阳气脱陷与寒气逼阳于外，发热烦躁，口干作渴，投之津液顿生，烦热顿退，其应如响。

按：此症多面目俱赤，躁扰异常，惟渴不多饮，脉象豁大虚空，或洪数无伦，宜急服参、术、姜、附等药，即理中、四逆、白通、八味数汤，皆可择用，不必拘定是方也。

神应异功散

治溃疡阴盛阳虚，发热作渴，手足并冷，脉虚无力，大便自利，至饮沸汤而不知其热者。

木香　官桂　当归　人参　茯苓　陈皮　白术各一钱　半夏　丁香　肉蔻　附子　厚朴各五分

姜、枣引，不拘时服。

此方痈疽阴症及杂症，阳气脱陷与寒气逼阳于外，发热烦躁，口干作渴，投以姜桂附子之类，津液顿生，烦热顿退，其应如响，此与前方意旨大概相同。

神灯照法

治痈疽发背初起，七日前后未成自消，已成自溃，不起发者即起发，不腐溃者即腐溃，诚良法也。

雄黄　朱砂　血竭各二钱　没药二钱半　麝香四分

共为细末，每用三分，棉纸裹药为燃，长约尺余，以真麻油润透，点火离疮半寸许自外而内，周围徐徐照之，火头向上，药气入内，疮毒随火解散，自不内侵脏腑，初用三条，渐加至四五条，疮自渐愈，照后随用敷药，如大脓已出，不必敷也，只用膏药盖之。

桑柴火攻法

凡痈疽初起肿痛，重若负石，坚而不溃者，桑柴烘之，能解毒止痛，消肿散瘀，毒水一出，即能内消。若溃而不腐，新肉不生，疼痛不止者，用之助阳气，散瘀毒，生肌肉，移深居浅，实有奇验。法用新桑树根，劈成条，或桑木枝，长九寸，劈如指粗，一头燃着吹灭，用火向患处烘片时，火尽再换。每次烘三四枝，每日烘二三次。以知热肿溃肉腐为度，此古法也。但桑柴火力甚猛，宜用于未溃之先，可以生发阳气，速溃速腐，若已溃之后，或疮口寒，或天气寒，或肌肉生迟者，亦须烘之，使肌肉常暖。以桑木烧作红炭，以漏勺盛之，悬患上，自四围烘至疮口，或高或低，总以疮知热为度。每日烘后，再换敷贴之药，盖肌肉遇暖则生，溃后烘法，亦疡科所不可缺也。

灸　法

凡痈疽初起，七日以前，开结拔毒，非用灸法不可。不痛者灸至知痛，疮疼者灸至不疼，盖着毒则不痛，至好肉则痛，必灸至知痛者，令火气至好肉方止也。着皮肉末坏处则痛，着毒则不痛，必灸至不疼者，令火气着毒方止也。法以纸蘸水，满覆患上，看纸先干处，即先灸之。但灸法贵于早施，如证起二三日即灸，十可痊八九。四五日即灸者，十证可痊六七。六七日灸者，十证可痊四五。愈早愈妙，其法不一。有隔蒜灸者，有当肉灸者，有用黄蜡灸者，有用附子灸，豆豉灸，蛴螬灸者，一壮灸至百壮，以效为度。至艾壮之大小，则量疮势以定之，然灸有应忌者，如肾俞发不宜灸，恐消肾液；手指不宜灸，因皮肉浇薄，恐皮裂肉努；至于头乃诸阳之首，诸书俱云禁灸。若误灸逼毒入里，令人痰喘上涌，反加大肿，然遇纯阴下陷之症，必当灸之，不灸则不能回阳。若半阴半阳之症，则仍当禁而不灸。

隔蒜灸法

大蒜切成片，约三钱厚。安疮头上，用大艾壮灸之，三壮即换一蒜片，若漫肿无头者，以湿纸覆其上，视其先干处，置蒜片灸之，两三处先干，两三处齐灸之，有一点白粒如粟，四围红肿如钱者，即于白粒上灸之。若疮势大，日数多者，以蒜捣烂铺于疮上，艾铺蒜上灸之，蒜败再易，以知痛甚为效。凡痈疽、流注、鹤膝风，每日灸二三十壮。痈疽阴疮等症，艾数必多，宜先服护心散，以防火气入内。灸小儿，先将蒜置大人臂上，燃艾候蒜温，即移于小儿毒上，其法照前。经云：寒邪客于经络之中则血泣，血泣则不通，不通则卫气从之，壅遏而不得行，故热。大热不止，则肉腐为脓。盖毒原本于火，然与外寒相搏，故以艾火蒜灸之，使开结其毒，以移深居浅也。

黄蜡灸法

凡痈痈发背，恶疮顽疮，先以湿面随肿根作圈，高寸余，实贴皮上，如井口形，勿令渗漏，圈外围布数重，防火气烘肤，圈内铺蜡屑三四分厚，次以铜漏杓盛桑木炭火，悬蜡上烘之，令蜡化至滚，再添，蜡屑随添，以井满为度。皮不痛者毒浅，灸至知痛为度。皮痛者毒深，灸至不知痛为度。去火杓，即喷冷水少许于蜡上，俟冷起蜡，蜡底之色青黑，此毒出之征也。如漫肿无头者，亦以湿纸拭①之，于先干处灸之，初起者一二次即消；已成者二三次即溃。疮久溃不敛，四围顽硬者，即于疮口上灸之。蜡从孔入，愈深愈妙。其顽腐瘀脓尽化，收敛甚速。

附子饼灸法

生附子为末，黄酒合作饼，如三钱厚，安疮上，以艾壮灸之，每日灸数壮，但令微热，勿令疼痛。如饼干，再易饼灸之。务以创口红活为度。治溃疡气血俱虚，不能收敛，或风寒袭之，以致血气不能运行者，实有奇验。

豆豉饼灸法

痈疽发背，已溃未溃，用江西淡豆豉为末，量疮大小，黄酒和作饼，厚三分，置患处灸之。饼干，再易饼。如已有疮孔，勿覆孔上，四布豆豉饼，列艾其上灸之，使微热，勿令肉破。如热痛，急易之。日灸三度，令疮孔出汗，即瘥。

蛴螬灸法

疳瘘恶疮，诸药不验者，取蛴螬剪去两头，安疮口上，以艾灸之，七壮一易，不过七枚，无不效者。

麦冬粳米饮

此方治痈疽阴疮，法当艾灸，或灸太过者，或阳疮不应灸

---

① 拭（shì 试）：原作"试"，据文义改。

而误灸者，以至火毒入里，令患者头项浮肿，神昏痰涌，吁吁作喘，急服此药，以清解火毒甚效。

麦门冬去心　粳米各三钱

水二钟，煎一钟，徐徐热服。

洗　法

洗有荡涤之功，涤洗则气血自然舒畅，其毒易于溃腐而无雍滞也。凡肿在四肢者，渍溃之；在腰腹脊背者，淋之；在下部者，浴之。俱以布帛，或棉蘸洗，稍凉即易，轻者日洗一次，重者日夜洗两次，每日洗之，不可间断，凡洗时冬月要猛火以逼寒气，夏月要闭窗以避风凉。若不慎此，轻则有妨收口，重则恐变纯阴。夫洗药不一，如初肿与将溃者，俱用葱归溻肿汤烫洗；如阴症不起者，俱用艾茸汤敷法；如溃后，俱用猪蹄汤烫洗。用猪蹄汤者，以助肉之气而逐腐也。此涤洗之法，乃疡科之要药也。

葱归溻肿汤

此汤治痈疽疮疡，初肿将溃之时，用此汤洗之，以疮内热痒为度。

葱头七个　当归　独活　白芷　甘草各三钱

上五味，以水三大碗，煎至汤醇，滤去渣，以绢帛蘸汤热洗，如稍凉，再易之。洗时切忌风寒为要。

艾茸敷法

此膏治阴疮黑陷而不痛者，用之为良。以知痛则生，不知痛出紫血者死，然必内服大补回阳之剂以助之。

硫黄五钱　雄黄五钱　艾茸

上以硫、雄二味为末，同艾入水煎半日，水将干取艾出，捣烂，温敷患处，再煎再易，十余次为度。

猪蹄汤

此汤治痈疽诸毒流脓者，熬好洗之，以助肉气，消肿散风，脱腐止痛，去恶肉，活死肌，润疮口。如腐尽者，不必用之，当以米泔水热洗之，令疮洁净，不可过洗，过洗则伤水，皮肤破烂，难生肌肉敛口矣。

黄芩　甘草　当归　赤芍　白芷　蜂房　羌活各等分

上七味共为粗末，看证之大小，定药之多少。先将豮猪①前蹄一只，用水六碗，煮蹄软为度，将汁滤清，吹去汁上油花，即用粗药末一两，投于汁中，再用微火煎十数沸，滤去渣，候汤微温，即用方盘一个靠身，于疮下放定，随用软绢，蘸汤淋洗疮上，并入孔内，轻手捺尽内脓，庶败腐宿脓，随汤而出，以净为度，再以软帛叠七八重蘸汤，勿令大干，覆于疮上，两手轻按片时，帛稍凉再换，如此再按四五次，可以流通血气，解毒止痛祛瘀也。洗讫，用绢帛挹干，即随证以应用之药贴之。

针　法

经云：痈气之瘜②者，当以针开除去之。又云：铍针末如锋锐，以取大脓，故曰取脓除瘜，用铍针也，其轻重疾徐，自有一定，在人心度量用之，不可乱施，盖皮薄针深，反伤好肉。

---

① 豮猪（fénzhū 焚朱）：阉割过的猪。
② 瘜（xī 息）：古同"息肉"，因黏膜发育异常而形成的像肉质的突起物。

肉厚针浅，毒又难出，大抵肿高而软者，在肌肉针四五分。肿下而坚者，在筋脉针六七分。肿平肉色不变者，附于骨也，宜针寸许。若毒生背腹胁肋等处，宜扁针斜入，以防透膜。针即透脓，视疮口必有脓意如珠，斯时欲大开口，则将针斜出。欲小开口，则将针直出，所谓逆而夺之，顺而取之也。随以棉纸捻蘸元珠膏度之，使脓会齐，二三时将捻取出，疮口贴太乙膏，四围敷乌龙膏。元气虚者，必先补而后针。脓一出，则诸症悉退。再者用针自有其时，不可太早，亦不可太迟。如十日之间，疮尚坚硬，用铍针当头点破，半月后不作脓腐者，用铍针品字样三孔开之，不问深浅，以知痛为佳，随用药筒拔法拔之。又有不宜针者，如瘿瘤结核之类，肚脐骨节近筋之处，及冬月闭藏之时，皆在所禁也针式及制针法均见徐批《外科正宗》。

砭　法

凡痈疽红肿色赤，游走不定，及赤游丹毒，红丝疔，走散时毒，瘀血壅盛等症，皆宜行砭石之法。然忌其太深，《内经》所谓刺皮无伤肉也，法用细瓷器击碎，取有锋芒者一块，用筋一根，将头劈开，夹而缚之，用二指轻捺筋梢，以瓷锋对患处，悬寸许，再用重筋一根，频击筋头，令毒血遇刺皆出，至次日肿未全消，再量行砭之，以肿消红散为度。

烙　法

痈疽流注，经久不消，内溃不痛，宜用火针烙之，二枚一样，形如筋粗，头圆长七寸，捻时蘸香油炭火上烧红，于疮头近下斜入，向软处烙之，一烙不透，再烙必得脓水，不假手按流出，方用棉纸撮捻如绳状，随深浅捻入烙口，余纸分开，外贴膏药，此古法也，今罕用之，盖恐患者惊惧，故以阳燧锭代之。

阳燧锭

蟾酥末　朱砂末　川乌末　草乌末，各五分　直僵蚕一条，末

以上共和匀，用硫黄一两五钱，置勺内，微火炖化，次入前蟾酥等末，搅匀，即倾入湿瓷盘内，速荡转成片，俟冷取出，收瓷罐内，用时取甜瓜子大一块，要上尖下平，先用红枣肉擦灸处，粘药于上，用灯草蘸油捻火焠药锭上，灸五壮，或七壮、九壮，毕，即饮米醋半酒钟，候起小疱，用线针串破，出黄水些须，贴万应膏，其毒即消。如风气痛，用筋子于骨缝中按之，酸痛处以墨点记灸之。

再诸疮初起，于肿处各灸三五壮，立瘥。

蒸　法

痈疽发背，痔漏，恶疮臁①疮，久顽不敛等疮，用牛皮胶一块水熬，稀稠得所，摊厚纸上，每剪一块贴疮口，次用酽醋煮软布二块，乘热罨②胶纸上蒸之，稍凉再易，蒸至疮痒脓出至尽，预用贯众二两，煎汤热洗去胶纸，外用膏药贴之，次日照前蒸洗，直至脓尽疮干为度。

拔　法

治发背已成将溃时，脓毒不得外发，必致内攻，乃生烦躁，

---

① 臁（lián 连）：小腿的两侧。
② 罨（yǎn 掩）：覆盖，掩盖。

重如负石，非此法拔提，毒气难出也。

羌活　独活　紫苏　蕲艾　鲜菖蒲　甘草　白芷各五钱　连须葱三两

预用新鲜嫩竹筒一段，口径一寸二三分，长七寸，一头留节，用刀划去外青，留内白一半，约厚一分许，靠节钻一小孔，以杉木条塞紧，将前药放入筒内，筒口用葱塞之，将筒横放锅内，以物压勿得浮起，用清水十大碗淹筒，煮数滚，约内药浓熟为度。候用，再用披针于疮顶上一寸内，品字放开三孔，将药筒连汤用大瓷钵盛贮，至病者榻前，将筒药倒出，急用筒口乘热对疮合上，以手捺紧，其桶自然吸住。约待片时，药筒稍凉，拔去塞孔木条，其筒自脱，将器倒出筒中物色，看是何样，如有脓血相粘，鲜明红黄之色，一二杯许，乃是活疮，治必终愈。如拔出物色，纯是败血，气秽紫黑，稀水而无脓意相粘者，此气血内败，肌肉不活，必是死疮，强治亦无功矣。此法家传，屡经有验。如阳疮易溃易脓之症，不必用此，免伤气血。惟阴疮十五日前后，坚硬不溃不脓者用之，此法有回天之效，医家不可缺也。此吸毒之法，袋脓疮亦可用。

敷　法

如意金黄散

治痈疽发背诸般疔肿，跌扑损伤，湿痰流毒，大头时肿，漆疮火丹，风热天泡，肌肤赤肿，干湿脚气，妇女乳痈，小儿丹毒。凡外科一切诸般顽恶肿毒，随手用之，无不应效，诚为疮家良便方也。

天花粉上白，四两　黄柏色重者　大黄　姜黄　白芷各五分

紫厚朴　陈皮　甘草　苍术　天南星各八钱

以上各药，切成薄片，晒极干燥，各研极细净末，每样称准，合和再研，瓷器收贮，勿令泄气，凡遇红赤肿痛，发热未成脓者，及夏月火令时，俱用茶汤加蜜调敷徐①曰蜜调只能清热，不能收口。如微热微肿，及大疮已成，欲作脓者，俱用葱汤同蜜调敷。如漫肿无头，皮色不变，湿痰流毒，附骨痛疽，鹤膝风等症，俱用葱酒煎调。如风热恶毒，皮肤亢赤，红色光亮，形状游走不定者，俱用蜜水调敷。如天泡火丹，赤游丹，黄水漆疮，恶血攻注等症，俱用大蓝根叶捣汁，调敷，加蜜亦可。汤泼火烧，皮肤破烂，麻油调敷，具此诸引，要在临用之际，顺合天时，洞窥病势，察其寒热温凉用之为妥。此即通行围药。

四虎散

治痈疽肿硬，厚如牛领之皮，不作脓腐者。

南星　草乌　半夏　狼毒各等分

上为细末，用猪脑同捣，偏敷疮上，留正顶出气，此致寒痰之敷药。

真君妙贴散

治痈疽诸毒，及异形异类，顽硬大恶歹疮，走散不作脓者，宜用此药，不痛者即痛，痛甚者即止。

明净硫黄八两，为末　荞麦面　白面各四两

共一处，用清水微拌，干湿得宜，木箱内踩成面片，单纸包裹，风中阴干，收用。临时再研极细，用新汲水调敷。如皮

---

① 徐：徐灵胎。

破血流，湿烂疼苦等症，麻油调搽，天泡火丹，肺风酒刺，染衣青汁调搽并效。

回阳玉龙膏

治背疽阴病，不肿高，不焮痛，不发热，不作脓，及寒湿流注，冷痛痹风，诸湿脚气，手足顽麻，筋骨疼痛，及一切皮色不变，漫肿无头，鹤膝风等，但无皮红肌热者，一概用之，俱有功效。

草乌三两，炒　军姜①三两，煨　赤芍炒　白芷　南星煨。各一两　肉桂五钱

上照制，共为细末，热酒调敷。此药有军姜肉桂，热血生血，既生既热，恐转致壅而为害。故有草乌、南星，可以破恶气，祛风毒，活死肌，除骨痛，消结块，回阳气。又有赤芍、白芷，足以散滞血，住痛苦，加以酒行药性，攻通气血，虽十分冷症，未有不愈者，诚为寒灰之焰，枯木之春，大抵病冷则肌肉阴烂，不知痛痒，其有痛者，又多附骨之痛，设若不除，则阴根透体，寻常之药，固莫能及矣。

冲和膏

治痈疽发背，阴阳不和，冷热不明者。

紫荆皮五两，炒　独活三两，炒　赤芍二两，炒　白芷一两　石菖蒲一两五钱

上为细末，葱汤热酒，俱可调敷。紫荆皮乃木之精，能破气，逐血消肿。独活土之精，动荡凝滞血脉，散骨中冷痛，去麻痹湿。

---

① 军姜：干姜异名。

石菖蒲水之精，善破坚硬，生血止痛，破风消肿。白芷金之精，能去风生肌定痛。赤芍火之精，能生血活血，散瘀除痛，盖血生则肌肉不死，血动则经络流通，故肌活不致烂痛，经通不致壅肿，此为散风行气，活血消肿，祛冷软坚之良药也。其中五行相配，用者再无不效。又流毒骨疽冷症，尤效。此风痰之围药。

乌龙膏

治一切痈疽发背，无名肿毒初发，焮热未破者，神效。

陈粉子隔年小麦粉砂锅焙炒，初炒如锡，久炒则干成黄黑色，冷定，又放地上，放出火毒，研为末；陈米醋愈陈愈好调糊，熬如黑漆，瓷罐收贮，临用摊纸上，剪贴之，即如冰冷，疼痛随止。少刻觉痒干，亦不可动，或缠裹之，久则自消，力尽脱落，药易功大，济生者珍之。

围　法

名铁桶膏，治发背将溃已溃时，根脚走散，不收束者，用此箍之，又名铁箍散。

铜绿五钱　明矾四钱　胆矾三钱　五倍子微炒，一两　白及五钱　轻粉　郁金各二钱　麝香三分

上为极细末，用陈米醋一碗，杓内慢火煎至一小杯，候起金色黄泡为度，待稍凉，用药末一钱，搅入膏内，每用炖温，用新笔①涂膏于疮根上，以棉纸盖之，疮根自生皱纹，渐收渐紧，再不开大，此收束之要药，凡散漫之毒皆可用。

---

①　新笔：指新毛笔，此即用毛笔将药膏涂于疮根，收束疮毒使疮疡肿势局限的"箍围法"。

琥珀蜡矾丸

治痈疽发背已成未脓之际，恐毒气不能外出，必致内攻。预服此丸，护膜护心，亦且散血解毒。

白矾一两二钱　黄蜡一两　雄黄一钱二分　琥珀一钱，另研极细　朱砂一钱二分　蜂蜜二钱

上将白矾等四味，先碾研极细，另将蜜蜡铜勺内溶化，离火片时，候蜡四边稍凝时，方入上药搅匀，共成一块，以一人将药火上微烘，众手急丸，小绿豆大，用朱砂为衣，瓷罐收贮，每服二三十丸，白汤食后送下，病甚者，早晚日进二次，最效。此护心缓治之方不可少外科有此丸护心散可不必制矣。

头瓶糁

丁香一钱　血竭三钱　白芷三钱　儿茶五钱　草乌五钱　山奈五钱　甘松五钱　荜茇一钱　乳香一钱，去油　没药一钱，去油

上各研极细末，再称准，共研极匀，瓷瓶收贮，勿令泄气，肿疡初起，糁膏上贴之，未成者消，已成者溃。

二瓶糁

延胡索五钱　牙皂一钱　麝香三分　丁香一钱

上药制法同上，糁溃疡膏药中，能呼脓拔毒止痛，凡肌薄无肉之地，必用此药，切不可妄用降丹。

三瓶糁

朱砂一钱，研极细，水飞净　炉甘石一钱，以黄连五分煎汁煅淬，研极细末，水飞净　川连一钱　生龙骨五钱　冰片一分

上药制法同上，糁膏贴之，能生肌长肉，或即薄糁新肌上，缘有深潭处，恐药不能到也，凡糁药总以极细为主，粗则嵌入嫩肉，亦能作疼，不可不知。

珍珠散

珍珠一钱，人乳浸三日，夏天须每日换乳，珠质最坚，尤宜研极细如飞面　血竭五分　儿茶五分　石膏一钱，煨　炉甘石一钱，制法与三瓶糁药同　赤石脂一钱，煅　陈年丝吐头五分，煅存性　冰片一分二厘

上药制法同上，诸毒脓腐已尽，用此糁上，即能生肌长肉，平口收功，神效无比。但珍珠价贵，恐医者不能备，只用上瓶糁药，亦远胜于升丹也。

阴毒内消散

麝香二钱　轻粉三钱　丁香一钱　牙皂二钱　樟冰四钱　腰黄三钱　良姜二钱　肉桂一钱　川乌三钱　甲片三钱　白胡椒一钱　乳香二钱，去油　没药二钱，去油　阿魏三钱，瓦炒去油

上药制法同上，阴毒初起，糁膏上贴之即消，已成即溃。惟疔毒癣疮等毒，及孕妇忌贴以下二方蒋君光焴得之于其舅家，桐乡曹氏云，秘之已数世，施送极验。

阳毒内消散

麝香二钱　冰片二钱　白及四钱　姜黄四钱　南星四钱　甲片四钱　樟冰四钱　轻粉三钱　胆矾三钱　铜绿四钱　漂青黛二钱

上药制法同上，阳毒初起，糁膏上贴之，二方皆功专于消，已破者勿糁。

当归补血汤加防风连翘方

治疮疡有血无脓，瘙痒不止。有血无脓，表气不足也。诸痒属虚，虚者可补。

当归二钱　防风二钱　黄芪五钱　连翘二钱

当归、黄芪，大补其气血，连翘解诸经之客热，防风引归、芪直达于表，二物得之而效愈速也。

此药服之数剂，诸疮化毒生脓，脓满毒尽，则去病根，而无温瘀之患，若脓日久不干者，去黄芪，加白术、茯苓以燥之，如治烂痘之法则善矣。

止痛当归汤

治脑疽背疽穿溃，疼痛。

当归　生地黄　芍药　黄芪　人参　甘草　官桂炙

当归、生地活血凉血，人参、黄芪益气补中，官桂解毒化脓毒化成脓，则痛自止，芍药和脾，酸以敛之。甘草抚胃，甘以缓之，则痛自减矣。

齐得之曰，世人皆谓乳、没珍贵之药，可住疼痛，不知临病制宜，殊非一端，热痛凉之，寒痛温之，风痛除其风，湿痛导其湿，燥痛润之，塞痛通之，虚痛补之，实痛泻之，脓郁而闭者开之，恶肉败溃者引之，阴阳不和者调之，经络闭塞者利之，不可执一而无权也。

蟾酥丸

即飞龙夺命丹，治疔疮发背，脑疽乳痈，附骨等症。一切恶症歹疮，不疼或麻木，或呕吐，心神昏瞆，此药服之，不起发者即发，不痛者即痛，痛甚者即止，昏愦者即醒，呕吐者即解，未成者即消，已成者即溃，真有回生之功，乃恶症至宝丹也。

蟾酥二钱，烧酒化　轻粉五分　枯矾一钱　寒水石一钱　铜绿一钱　乳香一钱，去油　没药一钱，去油　胆矾一钱　麝香一钱　蜗牛二十一个　朱砂三钱

以上各为细末，称准于端午日午时，在静室中先将蜗牛研烂，再同蟾酥和匀，方入群药，共捣极匀，丸如绿豆大。每三丸用葱白五寸，患者自嚼烂，吐于男左女右手心，包药在内，用无灰酒送下，盖被出汗为效。

梅花点舌丹

治一切疔毒圣药，药品昂贵，殊不易制，且京都、粤东售者俱佳，方故不录。

六神丸

治喉闭一切疔毒圣药，苏州诵芬堂①出售，天下驰名，有力者，二药俱可购取备用，救人性命。

又治疔疮捷方

用陈年露天铁锈，碾如飞面，将金簪脚挑破毒处一孔，纳铁锈末于内，仍将皮盖好，少顷黑水流尽，中有白丝如细线，慢慢抽尽，此疔根也，尽即立愈。

又方，用甘菊花并根叶捣汁，以酒下之，立消。二方俱神

---

①　苏州诵芬堂：药店，由雷大升于雍正十二年（1734）在苏州创办。

效，屡试屡验。见《广笔记》。

家秘烂口神效散

治口舌牙龈腐烂疼痛，及走马牙疳，烂喉诸症，无不神效。

顶上人中白一两五钱，煅过　上孩儿茶四钱　洋青黛三钱，水飞　苏薄荷二钱，去梗　关黄柏一钱五分，炒　明雄黄一钱　大梅片二三分或五分　青果核三钱，炕研极细末　制铜绿六分　枯白矾八分　鸡内金二钱，刷净秽，炕存性　白硼砂一钱五分

共选道地药料，为极细末，预制瓷罐收贮，塞极紧。临用时，先将温水漱净口中涎秽，再蘸少许，搽烂处，含片刻，吐去毒涎，逾时又搽，勤搽数次，即愈。如火重者，口臭而干苦，大便闭结，小便短赤，烦躁不寐等症。或吞沆瀣丹见小儿门，酌量人之大小用之，或用芦荟消疳饮轻者不必服药，只须搽擦，三四日即痊，此散余家制送有年矣。无论大人小孩口疮，一搽即效，故不欲终秘也，得者珍之。

按：小儿疳疮，至险至速，不趁早治，有数日齿牙尽落者，有缺唇脱鼻者，大抵无论头面耳鼻，口唇牙龈，初起即发奇痒者，便是走马疳症。生于口内者，速速勤搽此药。生于耳鼻头面者，急搽松葱神验膏。小儿疳疮，莫妙于此二方，救人已多，屡试屡验，切不必另求方药也。如咽喉及牙龈腐烂不堪，再加真牛黄二三分，真麝香一二分，破大珍珠粉三五分豆腐煮半柱香，研细水飞，和匀神效，无力者，不加亦验，若加麝香，孕妇忌之。

芦荟消疳饮

治小儿走马牙疳，身热气粗，牙龈腐烂，气味作臭，内及穿腮破唇者。

芦荟五分　银柴胡五分　胡黄连五分　川黄连五分　牛蒡子五分　元参五分　桔梗五分　山栀五分　石膏五分　薄荷五分　羚羊角五分　甘草三分　升麻三分　淡竹叶十片引。

　　食后服。若大便闭结者，宜服芜荑消疳汤，即雄黄、芜荑、生大黄、芦荟、川黄连、胡黄连、黄芩也。或沆瀣丹亦可服。若服凉药不愈，舌白不渴，大便不实，小便清长，多属隔阳假火之症，宜请名医诊视，或用附子片以白蜜蒸熟，含咽其汁，或用吴萸末同面粉醋调敷足心，内服附桂八味，加白芍、元参、牛膝之类，引火下行。如纯用凉药，恐上热未除，中寒复起，毒气乘虚入腹，上喘下泄，手足厥冷，齿牙尽落，爪甲青，口如鱼口者死。

家秘神验松葱膏

　　治小儿头面耳鼻，一切干湿疳疮，及白秃疮神效。此方因余女幼时屡烂头面，诸药不应，即获小愈，亦旋愈旋发，后经访①得友人治疳秘法，且参用古人验方，合制此末，数日即愈，永不再发，年年制施，以治小儿头面一切黄水恶疮，药到病除，真仙方也。不敢自私，急公同好，愿仁爱居心者，广救小儿之痛苦焉。

　　自制松葱膏二两，方以此味为君，最要制得合法，方有神验，其法先买明净松香一二斤，放入大铜锅，清水内煮烊，俟其一齐融化，滚浮水面时，用竹划②缓缓闭去热水，速倾冷水盆中，少顷即滋热扯拔，如作米糖式。如太烧手，入冷水一冰，即取出，不可太冷，太冷则凝定，扯拔不动，故须多手帮办，各执一团扯拔，否则易冷。冷定后复入清水内，如前再煮，再倾再

---

　　① 访：原作"仿"，据文义改。
　　② 划（chǎn 铲）：同"铲"。

拔，如是者少则五次，多则七次，如不厌烦，拔多愈妙。末用新鲜连须全葱三四斤，洗净，稍干水气，捣烂，取自然汁，去滓不用，即以葱汁缓缓将松香煮干，仍用冷水一倾，随意做成饼式，愈陈愈妙，新者亦可用。每料另称二两，配下各药，余则存留可也　明雄黄七钱　飞东丹即俗名国丹，五钱　炒黄柏二钱　洋青黛二钱，水飞　无名异即漆匠所用之无名子灰，炒二钱，研极细，筛去粗者不用　大梅片五分，另研后和匀　人中白三钱，煅　上宫粉一钱五分，炒　净轻粉五分，炒　制铜绿五分　枯白矾一钱　孩儿茶二钱　真绿豆粉自加五钱，晒干和匀

　　上选顶上药料，共为极细末凡搽药须研极细末，粗则痛，知之，瓷瓶塞紧，勿泄气，用时先将烂疮洗净，流水湿烂者，将绵蘸药干扑之，不必再洗，二三次即结痂收水而愈。干烂者，用女人搽头陈香油调搽油不可太多，多则易流，若白秃疮俗名鬐头，宜先将头发剃去，洗净疮痂再搽亦用香油调，数次必效不必日洗，五七日一剃一搽，若秃久不愈，大便闭结者，宜用防风通圣散料各药书俱载，醇酒浸，焙为细末，每服一钱或二钱，量其强弱用之，食后白滚汤调下，服至头上多汗为验。此秘法也。若白秃已入头顶，须全削其长发，搽药始能除根，断不可姑息不剃，与其终身光秃，不如暂时圆通，愈后自然生长如常也。剃头宜用家陈艾叶、荆芥、川椒、葱、苦参、蛇床子、金银花等煎，水淋洗更妙。

神效瓜蒌散

　　治乳痈及乳岩①神效。

　　瓜蒌大者一枚，去皮，焙为末，子多者有力　生甘草　当归酒浸，

---

　　① 岩（yán 延）：病名。是以肿块坚硬如石，表面凸凹不平，形如岩石为主要表现的体表恶性肿瘤的统称。

焙。各五钱　乳香　没药并另研，各二钱半

共为末。好酒三升，于银石器内，慢火熬至乙[1]升半，去滓，分作三服，食后良久服之，如乳岩服此，可杜病根，如毒已成，能化脓为黄水，毒未成，则即于大小便中通利，病甚则再合服，以瘥为度。

又方，水酒各半煎服。

治乳疬溃烂方

马铭鞠治沈氏妇患乳疬溃烂经年，不见脏腑者一膜耳。

雄鼠粪三钱，两头尖者是　土楝树子三钱，经霜者佳，川楝不用
露蜂房三钱，露天有子者更佳

上药俱煅存性，各取净末和匀，每服三钱，酒下，间两日一服，痛即止，不数日脓尽收敛。此方自江西贩糖客，因治祝氏喉症得之。

治乳癖验方

张王屋录后江孟修兄验过乳癖方。

白芷一钱　雄鼠粪一钱

二种晒干为末，用好酒调服，饮取一醺睡而愈。

又一神验方，用活鲫鱼一个，山药一段如鱼长，同捣汁敷乳上，以纸盖之立愈。上三方俱见《广笔记》。

灵宝膏

昔严州一通判，忘其名。母病发背，祈祷备至，夜梦吕祖

---

① 乙（yǐ 蚁）：天干的第二位，用于作顺序第二的代称。此处指二。

服青衣告之曰：公极孝，故来相告以方。更迟一日，不可疗矣。通判公急市药治之，即愈。

枯蒌五枚，取子去壳　乳香五块，如枣大者

二味共研极细末，以白蜜一斤，同熬成膏，每服三钱，温黄酒调化服之，大治发背诸恶疮，日进二服，无不立效。

杨王得此方，家人凡百疮毒，依此治之，立愈。遂合以施人，无不验者，漏疮恶核，并皆治之。此即郑府朱保义所说神妙方是也。

治发背对口及一切痈疽方

溃烂有回生起死之功。

宫粉一两　轻粉二分五厘　银朱二分五厘　雄黄二分五厘　乳香二分五厘，制净　没药二分五厘，制净

共研极细末听用，先将好茶叶煎浓汤，洗患处后，将公猪腰子切开，掺药五分于腰子上，盖患处，待药如蒸，良久取去，一日一次，拔毒减痛，溃出浓秽，不可手挤，轻者二次愈，重者五七次愈。此方济人甚众，切勿轻视。

发背真秘方

又治初起，取水蛭置肿上饮血，腹胀自落，别换新者，胀蛭以水养即活，症亦痊。

狗牙①取大者或二三个炒黑，研极细末听用。先将生葱熬汤洗疮，再将前末用好醋调敷患处，即愈。

---

① 狗牙：犬科动物狗的牙齿。味甘、咸，性平。镇痉，祛风，解毒。主治癫痫，风痹，发背，痘疹。

发背神膏方

此方得之甚难，礼下于人，设法购求，后方得传，遇患照方修合，无不应效。

滴乳香四两，箬包，烧红砖压去油　净没药四两，箬包，烧红砖压去油　鲜血竭四两，要红艳者　白儿茶四两　上银朱四两　杭定粉四两　好黄丹四两　好铜绿二两

以上之药，各另研无声，筛细末，共一处。临时照患处之大小，用夹连泗油纸①一块，用针多刺小孔，每张称药五钱，用真芝麻油调摊在油纸上，再用油纸一块盖上，周围用小片带扎缚，疮上用软绸帛扎紧，自然止痛，化腐生新，过三日将膏揭开，浓煎葱汤，将疮上洗净，软绸拭干，将膏翻过，用针照前多刺小孔贴之，取其又得一面之药力也。无火之人，内服十全大补汤。有火之人，减去肉桂姜枣煎服，兼以饮食滋补，无不取效。至重者用膏二张，百无一失。

治对口疮仙方

此名天疽，十有九死，不可不慎。

鲫鱼一尾，去鳞肠，捣烂，入头垢五六钱，再捣极匀，加白蜜半杯，搅匀，从外涂入，里面留一孔出毒气，二次全消，即时止痛。如已成形，有头将出脓，或他医已治不效而出脓者，内服三香定痛散，则能起死回生矣。

---

① 连泗油纸：又称"连四纸""连史纸"。原产于福建邵武以及闽北地区和山西铅山县一带。采用嫩竹为原料，碱法蒸煮，漂白制浆，手工竹帘抄造，纸质薄而均匀，洁白如羊脂玉。

三香定痛饮

原方无分两,临用延医酌定。

木香　黄芪　紫苏　人参　厚朴　甘草　桔梗　官桂　乌
药　当归　芍药　白芷　川芎　防风　乳香　没药

上水一钟,姜三片,枣二枚,煎八分,食后服。

又治对口疮捷方

鲜茄蒂七个,干者加倍　鲜何首乌一两

上用河水三碗,煎一碗,食远服。一服出脓,两服收口。

又余友人传一治对口验方,用鲜白茄蒂七枚干者亦可,桃叶
尖九片,同捣烂敷,未成者自消,已成者即溃,溃后即用白茄
蒂研极细末加上梅片少许,干糁上,或入神异膏中见后盖贴之,
洗换数次必愈。

炙粉甘草膏

治悬痈已成,服药不得内消者。服之,未成者即消,已成
者即溃,既溃者即敛,此治悬痈良药也。

大粉草四两,用长流水浸透,炭火上炙干,再浸再炙,如此三度。徐
曰,愈多炙愈妙　切片甘草三两　当归身三两

水三碗,慢火煎至稠膏,去渣再煎,稠厚为度,每日三钱,
无灰好热酒一大杯化膏,空心服之最妙和平良剂,凡下体之疾皆治。

楣按:悬痈破后,往往成漏,不强治,亦不遽伤生。余见
一友患此二十余年,后因他病而殁,《全生集》载初起未成脓
时,用生甘草、熟大黄各三钱,酒煎空心服,一剂即愈。余昔
有一仆将随同北上,先行之三日,忽患此,一夜大如葡萄,投

以此方，果一剂而消。此仆甫二十余岁，甚壮实，当是湿热结聚所致，故奏效如神，虚人须斟酌。以上治悬痈方，见《外科正宗》。

治系瘤法

芫花净洗带湿，不得犯铁器，于木石器中捣取汁，用线一条，浸半日，或一宿，以线系瘤，经宿即落，如未落，再换线，不过两次自落。后以龙骨并诃子末，傅疮口即合。依上法系奶痔，累用得效。系瘤法，《苏沈良方》有用蜘蛛丝者，然费力，不如此径捷。如无根只用花泡浓水浸线，亦得。赵氏家姊，尝用此法系腰间一瘤，不半日即落，亦不痛。见《续名医类案》。

治紫白癜风神方

白癜风，即白花色汗斑也。紫癜风，即紫黑色汗斑也。

雄黄五钱　硫黄五钱　全蝎五钱　白僵蚕五钱　白附子五钱
密陀僧五钱　麝香二分

上为极细末，以捣取生姜自然汁调擦之，日三次，四五日除根。

按：书中所载极多，试之殊少验者，惟此方屡试如神，初擦微痛，至斑变极黑色，即不用搽。逾三日，黑即散尽而痊矣。

治远年男女阴阳血癣牛皮各癣奇效方

土荆皮二两　木鳖子一个，切片　槟榔七个，切片　防风一钱
麝香二分　冰片三分　土螺蛳即蜗牛，雨天房屋瓦上或天井内，花台潮处皆有，用七个

用顶好干烧酒二斤，将前药浸在有嘴瓦罐内，封固七日，勿令泄气，搽患处即愈。多搽永不再发。愈后终身戒食牛肉、

螺蛳，不致再患。

土大黄膏

治干湿顽癣不论新久，但皮肤顽厚，串走不定，惟痒不痛者。

硫黄八两　生矾四两　点红川椒二两

上各为末，用土大黄根捣汁，和前药调成膏，碗贮。新癣抓损擦之，多年顽癣，加醋和擦，如日久药干，以醋调擦，牛皮癣用穿山甲抓损擦之，妙。此搽药最效，土大黄俗名秃菜根。

楣按：颈项之癣，先用刀剃，次以土大黄醋磨极浓汁，新笔蘸涂，微觉痒痛，干则再涂，次日即结痂，更数日痂落，皮肉如常余曾亲试，如不用刀剃，则不痒痛而无效。见《外科正宗》。

银粉散 治一切顽癣

轻粉　黄丹　白胶香　沥青各等分

上为细末，麻油调，拭净，或抓破，竹片挑搽，二次便干，数次剥去壳也。治牛皮癣如神。

按：此方铁线粉、密陀僧、硫黄，皆可加用。

治久癣变成湿烂疮方

芦荟一两，研　甘草半两，炙

相和另匀，先以温浆水洗癣，乃用旧干帛子拭干，便以二味合和敷，立干，瘥，神效。

治癣验方

大露蜂房，不拘多少，以生白矾填入孔内，用破罐底盛之，仰口朝上，用炭火煅，令白矾化尽为度，取出研末，擦癣上，一二次，即除根不发。

治干疮煎药

羌活　苍术　菖蒲　灵仙　银花　首乌　胡麻　牛膝　苦参　连翘　黄柏　川连　赤芍　甘草分两临时酌用

洗癣疥脓窠方

苦参二两　川椒三钱

上二味煎水洗之。

治疮合掌丸

是丸有数方传世，惟此至验。治干疥脓窠一切诸疮。

大枫子四十九粒，去壳　樟冰　花椒　槟榔各三钱　枯矾　雄黄各二钱　水银一钱　白芷一钱五分　硫黄三钱　北杏仁一钱五分，去皮尖

先将枫子、杏仁、水银，同研至不见星，再加余药共捣为末，另研核桃须用半斤去壳捣烂，用夏布绞汁，另装取油，临用将油和为数丸，如龙眼大，干则易之，日间手搓鼻闻，并擦患处，须五七次。夜则合于掌中而睡，不数日愈，真仙方也。洗服药方见前，此方用生猪板油，去皮膜同捣，夏布扎包勤搽，亦效，然终不如以核桃油调为妙。

消风散

治风湿浸淫血脉，致生疮疥，瘙痒不绝，及大人小儿风热瘾疹，遍身云片斑点，乍有乍无，并效。

当归　生地　防风　蝉蜕　知母　苦参　胡麻　荆芥　苍

术　牛蒡子　石膏各一钱　甘草　木通各五分

水二茶钟，煎八分，食远服。

当归饮子

治血燥皮肤作痒，及风热疮疥瘙痒，或作疼痛。

当归　川芎　白芍　生地　防风　白蒺藜　荆芥　何首乌

各一钱　黄芪　甘草各五分

水二茶钟，煎八分，食远服。

按：上二方，为治风瘙痒俗名风包，又名瘾疹之大法，善医者可随症加减用之。前方重在消风清热，后方重在养血祛风。初起者宜前方，久患者宜后方。如初起外感甚重，而有恶寒发热头身痛者，消风饮内并可加川羌活一钱，川芎五分，薄荷叶八分，银花、连翘各一钱五分，去胡麻、知母、苦参。无寒热，但见口渴烦躁，红痒异常者，原方不必加减。

防风升麻汤

总治十种丹毒。

北防风　绿升麻　黑栀仁　大麦冬　荆芥穗　淮木通　粉干葛　南薄荷　润玄参　牛蒡子各二钱　粉甘草五分

便闭加大黄利之。

灯心十茎，水煎热服。

瓷针砭法

用上清瓷器，轻轻敲破，取其锋锐者一枚，将箸头劈破，横夹瓷针，露锋于外，将线扎紧，以瓷锋正对丹毒之处，另以箸一条，于瓷锋箸上，轻轻敲之，其血自出，多刺更妙。毒血出尽，立时见功。治丹若不砭去恶血，专用搽敷，十不救一。

按：凡治丹毒，俱宜先服防风升麻汤以解毒发表，次用瓷锋针去其血，则毒随血散，至神至捷，百发百中。

用油菜敷法①

又方，芸苔菜，即油菜也，取菜叶捣烂敷之，随手即消，如无生菜，干者为末，水调敷。凡丹毒遍身，或连腰周匝，百方不能治者，惟此最神。

取扁柏叶抽打法②

又法，取侧扁柏叶刺柏不可用一枝，泡放开水内，少顷，俟稍湿，向赤丹抽打眼边莫打，恐粗心伤眼，冷则复向热水内一蘸，稍温再打，凡有丹处，均宜连打一二十下，片刻丹毒自退。此方极能清散血分中风热，打后再用砭法，更佳。

黄连神膏

治一切血热疖毒，未破者即消，已破者即愈。此方加入银花一两，尤妙。

雅黄连三钱　当归尾五钱　生地一两　黄柏三钱　姜黄三钱
官白芷三钱　香油一斤二两，无香油，真麻油亦可

将药炸枯，捞去渣，下黄蜡四两，溶化尽，用夏布将油滤净，倾入瓷盆内，以柳枝不时搅之，俟凝为度。

---

① 用油菜敷法：底本无此标题，据上下文与1927年聂其杰铅印本目录添加。

② 取扁柏叶抽打法：底本无此标题，据上下文与1927年聂其杰铅印本目录添加。

治软疖方

凤凰衣烧灰，入轻粉少许，油调敷之。大枳壳一枚，去瓤，磨令口平，以稠面糊涂四围，覆贴疖上，自破脓出，甚妙。

猪头散

治软疖愈而复作，此方因疗病，人以猪头谢之，故名。

野蜂房二三个，烧为末，另用巴豆肉三七粒，清油煎三沸，去豆取油，调蜂房末敷之，立效。又枯白矾末，油调敷之，亦效。

三物散

治鬓边生软疖，名发鬓，有数年不愈，用此极效。

猪头上毛，猫颈上毛，各烧存性，各一撮，鼠屎一枚。

上为末，加轻粉少许，清油调敷，得效。

治诸疖孔内凸出努肉方

取乌梅肉捣烂，量大小摊贴即消，神妙无比。

治腋痈异方

俗名撑夹。

昔有周七者，少年曾患毒腋下，得一异方，用糯米炊饭，乘热入盐块，夹葱管少许，捣极烂如膏，贴患处辄消。至中年腰间忽生一毒，热如火，板硬痛不可忍，伛偻局蹐①，自分②必死，屡药不效，急思前方，如法贴之，未几大便去粪，如宿垢甚多，硬者渐软，数日而起。

治天蛇头方

俗名蛇头指，又名蛇指头。

蜈蚣一条　雄黄三钱

二味共研作细末，用鸡子清调搽，即愈。

又方，猪胆入雄黄末五分，蜈蚣末五分，套指上扎紧，过一宿。重者两次，必效猪胆中加入大梅片，真蟾酥各半分，搅匀，更妙，贫者不加亦可。

隔纸拔毒生肌神膏

此方传自陈凤笙姻伯③，得诸伊戚高田龚姓一老外科，甚为秘密，凡可系扎处，无论各种疔毒痛疽，但须已溃者，莫不神验，今一同传出，幸毋忽视。

金银花三钱　净青黛一钱　制甘石五钱　提白蜡一钱五分　上宫粉三钱　上四六五分　真血竭一钱

共研细末，用生猪板油，去膜同捣，再用油纸大块，向中间多多刺眼如患处大，以透药性，末将膏药薄薄刮上，二面闭折，藏药在内，外用带子扎住，缚一二日后，揩去脓垢，或仍照扎，或换过药。如脓干，即不必开看，有数日自然肌满而痊。

---

① 局蹐（jújí 菊及）：形容谨慎恐惧的样子。
② 分（fèn 份）：料想。
③ 姻伯（yīnbó 因博）：对兄弟的岳父、姐妹的公公及远亲长辈的称呼。

又隔纸膏治臁疮秘方

此症生在两胫内外廉骨，女人患此，名裙边疮，治法亦同。

白蜡五钱　甘石三钱　银朱一钱　铜绿五分　枯矾五分　大梅片二分

上药研极细末，另包，用麻油二两，同头发少许男用女，女用男熬至滴水成珠。方下各品，惟白蜡梅片须起锅时加之。再用油纸一块，中间密密刺孔，如患处大，以通药气。末将膏药刮上，两面对折，藏药在内，四围亦须向内略卷，免药流出，外加带子扎住，余照前法。此隔纸膏治臁疮验方也。周新田兄得自秘授，屡试如桴鼓，嘱付梨枣，以广流传。

白油膏

治臁疮数十年不愈者，数日即可收功，捷如影响，并治秃头疮，坐板疮，及一切年久湿热诸疮，脓血不止，久不收口等症。此方百发百中，神妙非常，乃臁疮第一方也。

真桐油三两　防风　白芷各一钱五分

放油内泡一夜，入铁器内慢火熬枯，去药，沥净渣，将油再熬，俟欲开时，用鸡蛋一个，去壳，放油内炸至深黄色，去蛋不用，再将油用火慢熬，俟油色极明，能照见人须眉，入白蜡六分，黄蜡四分，熔化，赶紧用竹纸十余张，乘热浸入油内，一张一放一起，冷透火气，须张张隔开，风前吹透，若放一处，虽数日火气难退，贴上毒气内逼，难以收功。视疮大小，裁纸贴上，顷刻脓粘满纸，弃去再换，一日换十余次，数日脓尽，肉满生肌脓尽后不贴，亦可生肌，脓多者黄蜡六分，白蜡五分，不得稍为增减。

黄油膏

治臁疮屡试如神，并一切痈毒火疮，日久不愈，亦效。

松香白水煮透，取出放冷水内，搓洗数十下扯拔尤佳，再煮再洗，如此九次，倒地待冷取起，每一两加轻粉三钱，银朱一钱，白蜜少许，炼老成珠，加菜油少许，炖热搅匀，看疮之大小，作饼置疮上，将细条扎住，一周时取下，用滚水搓洗极净，翻转再贴，周时取下，再洗再贴，只要一个药饼，直贴到好，不须另换，待疮已好，将此药饼洗净收贮，如遇此疮，再与别人贴，仍照一周时，一洗一贴，此饼若医过三人之后，贴上即愈，若医过十人，更能速愈，奇绝妙绝。

治螺蛳骨烂秘方

俗名螺蛳眼。

陈小石螺蛳白色的，大路头或河边，或古土墙上均有此物炕燥，去壳内泥，放地上退火毒，再研极细末，加上梅片少许和之，洒患处，一二日即愈。余幼时烂此三年，脓血淋漓，诸药罔效，后得一老农传授此方，三日即痊。

杨梅疮

此疮初起，必口角生白核而烂，掌心似鹅掌癣，久则掌心与肘皆生厚癣如靶，若见此据，定是此疮。

按：杨梅痱，如痱也。杨梅痘，如痘也。杨梅结毒，毒聚成大颗烂也。詹珍圃得一方，用麻黄一钱，经霜紫背浮萍五钱，鳖鱼一个，重五六两，去肠杂，用麻黄浮萍共入罐，加水煮极烂食之，七日痊愈，且不致肛疼，其法最妙。近刻新选验方，用水银、枯白矾、皂矾，口津调之，手中揉治亦妙。一武弁^①，年二十余岁，患杨梅疮月余，捺其肌肤，起指而色白，缓缓乃复红，此气血凝滞尚浅也。用旧方蛤蟆一个，去肠杂，金银花一两，独蒜十余枚，水煎烂服，取汗，次日疮发全身，三日后结痂，七日痂落痊愈王汉皋案。

又治杨梅疮秘方

癞蛤蟆一只，大者更佳。红眼者有毒，不可用，取时不可拿重，恐走蟾酥，宜用圆口小瓶一个，置于地上，缓缓赶其自进。量能饮酒半斤者，下酒一斤，须折半斤可服。其瓶口用木针针固，仍以纸条封紧，不可出气，慢火煨煎。先将瓦瓶与酒共蛤蟆称过斤两若干，煎折半，可住火，除去蛤蟆，止取清酒温服。服后即将棉被覆缓取汗，俟汗干方可起动。切勿坐立当风处，恐又受风。若上部疮多，略吃些粥服。下部疮多，空心服。如一服未愈，停三、四日再服一个，即痊愈，且终身不发，屡验之方也。

蠋毒换肌饮

治梅疮。

冷饭团白色者，木槌打碎，四两

上以长流水四大碗，入砂锅内，煎至三碗，入后药：

黄瓜蒌连仁杵烂或细切，一个　黄芪盐水炒，三钱　白芍　当归各一钱五分　木瓜　白芷　风藤　白鲜皮　贝母　天花粉　穿山甲　皂角刺　甘草节各一钱　汉防己七分　金银花三钱　鳖虱胡

---

① 武弁（wǔbiàn 午遍）：武官。

麻炒，研，二钱　猪胰子切碎，二两

　　上再煎至一大碗，通口顿服，胃弱者分为二服，日三服。

史揸臣治梅疮方

　　当归五钱　净银花　防风　荆芥　何首乌勿犯铁器，木棒打碎，各三钱　肥皂子九个，打碎　土茯苓瓷锋刮去皮，木棒打碎，四两　猪胰一具　河水六碗

　　瓦器煎浓，每早中晚空心温服一碗，恪守禁忌，虽年久毒重者，二十剂即收功，且无后患，此方平淡而有神效也。见《本草纲目》。

又治梅疮捷法

　　治杨梅疮不问新旧并效，不过旬日必愈，即近刻新选验方。
　　胆矾末　白矾末　水银各三钱五分

　　入香油津唾各少许和匀，坐无风处，取药少许，涂两脚心，以两手心对脚心，擦磨良久，再涂药少许，仍照前再擦，用药尽即卧，汗出，或大便去垢，口出秽涎为验。连擦三日，煎圣通散见各医书澡洗，更服内疏黄连汤，或败毒散，愈后服草薢汤，有热加芩连，气虚参芪，血虚四物之类。

　　土茯苓俗呼冷饭团每服二两，水三钟，煎一钟半，去滓徐徐温服，病甚患久者，以此一味为主而加以兼证之剂。

又洗药方

　　石菖蒲　荆芥　防风　羌活　独活　金银藤　地骨皮　何首乌　甘草

　　上日日煎水洗之。

陈修园治梅疮二法[①]

陈修园曰：大毒大破之药，不堪以疗内病，惟杨梅疮，或毒发周身，或结于一处，甚则阴器剥，鼻柱坏，囟溃不敛，其病多从阴器而入，亦必使之从阴器而出也。法用牵牛研取头末，以土茯苓自然汁泛丸，又以烧裈散为衣，每服一钱，生槐蕊四钱，以土茯苓汤送下，一日三服，服半月效。

又曰：诸疮痛痒，皆属心火，黄连苦寒泻心火，所以主之，余因悟一方，治杨梅疮棉花[②]等疮甚效。连翘、蒺藜、黄连、金银花各三钱，当归、甘草、苦参、荆芥、防风各二钱。另用土茯苓二两，以水煮汤去滓，将此汤煮药，空心服之，十日可愈。若系房欲传染者，其毒乘肾气之虚，从精孔深入中肾，散入冲任督脉难愈，宜加龟板入任，生鹿角末入督，黄柏入冲等药，并先吞服牵牛丸见前条，令黑粪大下后，再加煎汤，如神。

治杨梅疮秘方

初起方法宜清表。

防风一钱五分　荆芥一钱五分　川芎一钱　柴胡八分　酒芩一钱　升麻八分　葛根一钱　当归一钱五分　蝉蜕一钱　连翘一钱五分　白鲜皮一钱五分　皂刺一钱　猪胰子二枚

先以土茯苓二两煎汤去滓，复将前药炆服，日一剂，二三剂后，再服后方。

---

① 陈修园治梅疮二法：底本无此标题，据上下文与1927年聂其杰铅印本目录添加

② 棉花：棉花疮，病名。杨梅疮之别称。

神应散

肥皂核烧存性，五钱，另研末，此味最不可少　荆芥穗　北防风
何首乌　天花粉　嫩苦参各一两　白当归　白鲜皮各三钱　金银
花五钱　薄荷叶五钱　白蒺藜三钱　净连翘三钱　粉甘草二钱

共为细末，每日用新鲜白土茯苓①八两，新鲜雄猪肉宜多精
肉一斤，水数大碗，再入前末药五分，肥皂核末子一分，煮烂
滤去渣，其肉听食，汤代茶，不过十日痊愈。如善肉者，可作
大剂与之，善后或以阴八味，或以二妙地黄等汤加减收功，永
无后患。方见《赤水元珠》，筋骨疼痛者，灵仙、木瓜、苍术、苡仁之类，
皆可随宜加入。

擦药方法

极佳，与前擦法大同小异。

水银　明矾各一两　杏仁　大黄各二两　胆矾三钱

俱为细末，用香油拌匀，擦手脚心，前后心，每日擦三次，
不可见风。擦至七日，口中热气出，或喉咙作痛，乃药力到也，
以后服解毒药二帖除根。

防风　荆芥　牛蒡子　元参　生地　连翘　黄芩　黄连
大黄各三钱　白鲜皮一钱　土茯苓四两

水六碗，煎三碗，不拘时服。

按：治杨梅法，各种不一，大抵以服轻粉升丹者为下品，
而薰法次之，兹所选各方，皆至灵至验，不但可就②痊愈，且
可永无后患。至神应散，尤属治杨梅秘法，切勿轻视。余一友

---

① 白土茯苓：异名白萆薢，为百合科植物肖菝葜的块茎。
② 就：副词。表示时间，相当于"立即""马上"。

人曾得验方，秘而不宣，即至戚密友，亦不轻以示之，即此法也。虽患此种病症之人，皆由欲火焚身，自作自受，乐极生悲，原不足惜，然既陷入火坑，沾此恶疾，有削其阴器者，有坏其鼻柱者，甚至毒入骨髓，祸及妻孥①，或讳疾忌医，庸工误治，非送性命，即绝后昆，未尝不可哀悯也。今广求博访，将所受秘密诸方，一一灾诸梨枣②，得者珍之，是书方法虽多，然遇是症，但遵用一二则可矣，不必杂试，反为不美。且须劝有力之家，广行善事，或多刷此书，救人疾苦，庶慰鄙怀。如居奇射利，一味藉端需索，则利灾乐危，居心鄙俗，天理所不容也。

鸡灯疳鱼口下疳方

妇人阴户臭烂，亦用此药愈。

熟乳香　冰片　珍珠末　象牙末　儿茶各三分　搽面粉一两，入倾银罐内，煅红鹅黄色　墙上白螺蛳壳洗净，入倾银罐，煅过，净末，一两

上共研细末，瓷瓶收固。若要上药，先用米泔水煎滚，入雄黄三钱于汤内，淋洗患处，然后上药，不拘男妇，三日后立效。

又治下疳方

土墙上白螺蛳壳灰一钱　五棓子灰二分　灯草灰五分　甘草灰五分　黄柏灰五分　轻粉四分　牛黄五厘　儿茶五分　冰片五厘

上为细末，先用皮消汤洗，次用土茯苓汤洗，后将药掺患处。

---

① 孥（nú 奴）：子女。
② 灾诸梨枣：枣木受祸，梨木遭灾。指滥刻无用之书。

上二方加用虫注竹粉，尤能止痛如神。

缪仲淳[①]治下疳神方

黄柏　宫粉　腻粉　杏仁　珠末　冰片

上研末敷之，无不愈者，后去腻粉、杏仁，加黄芩更以大小蓟、地骨皮汤洗净敷之，效，更良。

又下疳糁方

橄榄烧灰研极细末糁之。

又治下疳极秘神方

鲜小蓟　鲜地骨皮各三两

煎浓汁浸之，不三四日即愈，一切极痛者，屡用神效。

上三方见《广笔记》。

消毒散

治小儿胎中遗毒，脓血淋漓，患赤剥杨梅疮，胎胎皆然者。

白炉甘石煅过，淬，入黄连汁内三次，童便内四次，一两　黄柏猪胆涂炙七次，七钱　紫甘蔗皮烧灰存性，五钱　儿茶五钱　绿豆粉炒，七分　冰片五分　赤石脂煅，五钱

共为末，先用麻油入鸡蛋黄煎黑去黄，候冷调搽即愈，内服丸药。

---

① 淳：原作"浔"，形近之误。此方出自缪希雍（字仲淳）《先醒斋医学广笔记》，据改。

内服丸药方

真西黄三分　朱砂　雄黄各七分　乳香　没药炙，各五分　麝
香一分　山慈菇一钱

共为末，蜜丸，重三分，金银花汤，每日调服一丸取愈。

外治杨梅疮法

铜绿　胆矾各五钱　轻粉　石膏各一两

共研极细末，瓷罐收贮，湿疮干糁，干疮猪胆汁调点，一
日点三次自愈。又方用轻粉三钱，冰片五分，杏仁四十九粒去皮
尖，去油取霜，先将杏仁研极细，和轻粉、冰片研匀，猪脊髓调
点，若疮一二枚，既大且硬，须先用白降丹少许，拔腐毒气，
后用上药收口。

洗杨梅疮方

黄柏　黄芩　黄连　白及各五钱　川椒三钱　黄蜡五钱　食
盐少许

煎汤洗之。

又方，用前方入好醋，入冬青叶三四十皮同煎，取叶贴，
渣煎汤洗。

又方用土菖蒲一味煎汤洗疮，即得收口。

神异膏

治发背痈疽，及诸般恶毒疮疖，贴之其效如神。膏药甚多，
效验无出于此。

露蜂房　杏仁各一两　黄芪七钱五分　蛇退盐水洗净　元参各

五钱　乱发鸡子大　香油十两　黄丹五两

上先将油及发铫①中熬，候发烊尽，入杏仁，候杏仁黑色，布滤去滓，乃入黄芪、元参熬一二时，稍停，入蜂房、蛇退搅熬，至紫黑色，又滤去滓，慢火熬，下黄丹，急搅千余转，滴水不散，膏即成矣，瓷器收贮听用。

乌金膏

治溃疡肉死不腐，若有毒根，以纸捻蘸纴即敛。

巴豆去心膜，炒黑

一味研如膏，点歹肉上，临用修合则不干。

化腐紫霞膏

治发背已成，瘀肉不腐及不作脓者。又诸疮内有脓而外不穿溃者，俱用此膏，不腐烂者自腐，不穿溃者自破，其功甚于乌金膏及碧霞锭子。

轻粉　萆麻仁研，各三钱　血竭二钱　巴豆研白仁，五钱　樟脑一钱　金顶砒五分　螺蛳肉用肉晒干为末，二钱

上各为末，共碾为一处，瓷罐收贮，临用时旋用麻油调搽顽硬肉上，以棉纸盖之，或膏贴亦可。至顽者不过二次，即软腐为脓，点诸疮顶亦破。

生肌玉红膏

此膏专治痈疽发背，诸般溃烂棒毒等疮，用在已溃流脓时，先用甘草汤淋洗患上，软绢渑净，用抵脚挑膏于掌中捺化，遍

---

① 铫（diào 掉）：煮开水熬东西用的器具。

搽新腐肉上，外以太乙膏盖之，大疮早晚洗换二次，兼服大补脾胃暖药，腐肉易脱，新肉即生，疮口自敛，此乃外科收敛药中之神药也。

白芷五钱　甘草一两二钱　归身二两　血竭　轻粉各四钱　白蜡二钱　紫草二钱　麻油一斤

先用当归、甘草、紫草、白芷四味，入油内浸三日，大杓内慢火熬煎微枯色，细绢滤清，将油复入杓内煎滚，下整血竭化尽，次下白蜡，微火化之，用茶钟四枚，预顿水中，将膏分倾四茶钟内，候片时，方下研极细轻粉，每钟一钱，搅匀，候至一伏时取起，不得加减，致取不效。徐曰：此膏即药油也，乃去腐生肌之总方，其调入之末，随症加减。

加味太乙膏

治发背痈疽，及一切恶疮，跌打损伤，湿痰流毒，风湿风温，遍身筋骨，走注作痛，内伤风郁，心腹胸背攻刺作疼，腿脚酸软，腰膝无力，汤泼火烧，刀伤棒毒，五损内痈，七伤外症，俱贴患处。又男子遗精，妇人白带，俱贴脐下。脏毒肠痈，亦可丸服。诸般疮疖，血气癫痒，诸药不止痛痒者并效。

肉桂　白芷　当归　元参　赤芍　生地　大黄　土木鳖各二两　真阿魏二钱　轻粉四钱　槐枝　柳枝各一百段　血余一两　乳香净末，五钱　没药净末，三钱

上十味并槐柳枝，用真麻油足秤五斤，将药浸入油内，春五夏三，秋七冬十，候日数已毕，入洁净大锅内，慢火熬至药枯浮起为度，住火片时，用布袋滤净药渣，将油秤准足数，将锅刷净，复用细旧绢，将油滤入锅内，要清净为美，将血余投下，慢火熬至血余浮起，以柳槐挑看，似膏熔化之象，方算熬

熟。取净油一斤，将飞过黄丹六两五钱，徐徐投入，火加大些，夏秋亢热，每油一斤加丹五钱，不住手搅，候锅中先发青烟，后至白烟，叠叠旋起，气味香馥者，其膏已成，即便住火，将膏滴入水内，须软硬得中，如老加熟油，若嫩加炒丹，每各少许，渐渐加火，务要冬夏老嫩得宜为佳。候烟尽掇下锅来，方下阿魏，切成薄片，散于膏面上化尽，次下乳没，轻粉搅匀，倾入水内，以柳棍搂成一块，再换冷水浸片时，乘温每膏半斤，扯拔百转成块，又换冷水投浸。用时每取小块，铜杓内烊化，随便摊贴至妙。此通治之要方。

万应紫金膏

此膏能治百病，凡男妇大小，瘰疬痰疬，对口发背，乳痈鱼口，便毒，臁疮热疖，手足腰背疼痛，闪挫损伤，及一切无名肿毒，俱贴患处，哮吼喘嗽，贴心窝，泻痢贴脐眼，百发百中，功效无穷。

赤芍　当归　红花　黄芩　防风　荆芥　连翘　黄柏　僵蚕　蝉退　白芷　甘草　胎发　大黄　银花　蜈蚣　川乌　草乌　羌活　苍术　细辛　川椒　秦艽　乳香　没药　骨碎补　首乌　蛇床子　木鳖子　大枫子　生南星　生半夏以上各五钱

用猪油、麻油、桐油各半斤，将前药浸入油内，如春夏浸三日，秋冬浸七日，倾铜器内，文武火熬至药色焦黑，取起滤渣，再熬，加炒黄丹十两，用槐枝不住手搅动，熬至滴水成珠，再加白蜡五钱，随即取起，用槐枝搅匀，收入瓦罐，浸水中拔去火毒，用时以布摊贴。

观音膏能治百种病症，世多知者，兹故不录。

白玉神膏

此方治手足溃烂，并久疮不收口，及下疳等症均效，减半制亦可。

炉甘石四两，先以黄芩黄连黄柏，用童便煮汁候冷，方将甘石入倾银罐内煅红，淬入童便汁内许久再研细水飞　龙骨一两五钱，煅透水飞　真乳香一两五钱　真没药一两五钱　轻粉一两　血竭一两五钱　赤石脂一两五钱　生甘末一两二钱　正川连一两五钱　枯矾一两　水粉三两　银朱二两　大梅片八钱

以上药各研极细末，过绢筛听用。先以猪板油四斤，去皮膜，干净铁锅熬化，细布滤净渣，仍熬滚，方加黄、白腊各四两，再熬化，离火。将各药末放入油内，搅至极匀。十日用绵纸摊贴患处，去毒生肌极妙。

跌 打

玉真散

治一切刀伤、跌伤、打伤及破脑伤风等症，此乃兵部传出秘方，天下第一金枪药也。

白附子十二两　白芷一两　天麻一两　生南星一两　防风一两羌活一两

上六味切忌火炒，概宜生用，研极细末，就伤处敷上，倘伤重须内服者，可用黄酒浸服二三钱，立愈。但附子、南星须制过制法见后方可服，否则恐致麻倒如受伤数日，伤口脓多者，用温茶避风洗净，再敷此药，无脓不必洗。

按：白附、南星宜用生料，用在外敷，立能止血，住痛，消肿，其神效故不可殚述，惟内服似宜制过，盖生南星得防风虽可不麻，而与生白附同用，终觉有毒，曾见陈修园《医学实在易》中所载，生南星用酒炒，白附子分两减半，用面粉裹为衣，置火上煨熟，较为平稳，服之神效。若好善君子，肯制此方，不如敷服药各制半料，其价甚廉，所全甚多也。

回生第一仙丹

治跌伤、压伤、打伤、刀伤、铳伤、割喉、吊死、惊死、溺水死等症雷击死虽未试过，想亦可治，虽遍体重伤，死已数日，只要身体稍软，用此丹灌服，少刻即有微气，再服一次即活，大便如下紫血更妙。惟身体僵硬者难救。此系豫章彭竹楼①民

---

① 彭竹楼：字民部，豫章人，为晚清医家。

部家传秘方，道光初年，民部宰直隶时，有人被殴死已三日矣，民部往验，见其肢体尚软，打开一齿，以此丹灌服一分五厘，少刻其尸微动，再灌一分五厘而活。其余甫经殴杀，或殴死一二日者，痊活尤多，终岁无一命案。维时磁州地震，压死甚众，民部制丹，遣人驰往救活不下千人，大有起死回生之妙，诚千古第一仙丹。如能施药传方，救得一人之生，可痊两人之命，造福真无量也。

活土鳖虫又名地鳖，又名簸箕虫，形扁不能飞，大小不等，色黑而亮，背有横楞，前窄后宽，以大如大指头为佳，小者功缓，雄的更好，用刀截为两节，放地上，以碗盖住过夜，其虫自接而活，方是雄的，随处皆有，多生米店有糠之处，及碓臼①下，仓底灶脚；冬天灶脚更多，或生面铺，或油榨坊，并空屋干燥之处，总在松土内寻见，取活的，去足，放瓦上小火焙黄研细，用净末五钱，死的不效，假的更不效，药店有干的卖，一看便知 自然铜放瓦上木炭火内烧红，入好醋淬，半刻取去，再烧再淬，连制九次，研末，要亲身自制，药店制多不透，不效，用末三钱 真乳香以形如乳头黄色如胶者为真，不真不效，每一两用灯草二钱五分同炒枯，与灯草同研细，吹去灯草，用净末二钱 真陈血竭飞净，二钱 真朱砂飞净，二钱 巴豆去壳，研，用纸包压数次去净油，用净末二钱 真麝香三分，要当门子

以上各药拣选明净，同研极细末，收入小口瓷瓶口大药易泄气，用蜡封口，不可泄气，大人每用一分五厘，小儿七厘，酒冲服。牙关不开者，打开一齿灌之，必活要药稍准，方效，灌时多用水酒，使药下喉为要，活后宜避风调养，若伤后受冻而死，须放暖室中，最忌见火如活后转心腹痛，此瘀血未净，急将白糖三两用热酒或滚水冲服自愈。

---

① 碓臼（duìjiù 对就）：舂米用具。

制活土鳖虫法

取土鳖数十枚放瓦罐内，以红花末子养之，约至二三十天后，不必再加红花末子，大虫自食小虫，只剩十余枚，须再照前焙，制好听用，功效更神。

七厘散

专治金疮跌打损伤，骨断筋折，血流不止，先以药七厘烧酒冲服，复用药以烧酒调敷伤处，疮口大则干糁之，定痛止血，立时见效。

上朱砂一钱二分，水飞净　净麝香一分二厘　冰片一分二厘　乳香一钱五分　红花一钱五分　明没药一钱五分　血竭一两　儿茶二钱四分

于五月五日午时为极细末，密贮，每服七厘，不可多服。

八厘散

治跌打损伤，瘀血攻心，将死之症，灌药即醒。

土鳖去足，生半夏两个，同焙干，一钱　乳香去油，一钱　没药去油，一钱　自然铜煅，一钱　骨碎补焙去毛，一钱　血竭一钱　归尾一钱　硼砂一钱

共研极细末，瓷罐收贮，每用八厘，好酒送下。

治跌打损伤神效膏

此方专治刀砍斧伤，跌打损碎，敷上立时止痛止血，更不作脓，听其结痂自落，即见痊愈，伤处须忌风，忌水。

真麝香六分　上四六①六分　轻粉四两　净樟脑三两　真血竭一两　真儿茶一两　制没药一两　净乳香一两

以上八味，选料称准，共研极细末，以密罗筛过听用。

金枪铁扇散神方

此方乃韩士勇得诸卢福尧，福尧系塞外一神僧所传，治法甚奇，验案甚多，兹不赘录，得者珍之。

象皮五钱，切薄片，用小锅焙黄色，以干为度，勿令焦　龙骨五钱，用上白者生研　老材香一两，山陕等省无漆民间棺殓，俱用松香黄蜡涂于棺内，数十年后有迁葬者，棺朽另易新棺，其朽棺内之香蜡，即谓之老材香。东南各省无老材香，即以数百年陈石灰一两代之，其效验可与老材香同　寸柏香一两，即松香之黑色者　松香一两与寸柏香一同熔化，搅匀，倾入冷水，取出晒干　飞矾一两，将白矾入锅内熬透便是

以上六味，共五两，研为细末，贮瓷罐中，遇有刀石破伤者，用药敷伤口，以扇向伤处搧之，立愈。忌卧热处。如伤处发肿，煎黄连水，用翎毛蘸涂之，立消。或经多日已烂，流脓血者，亦用黄连水洗去脓血，敷药一二日即愈。敷药时若血流，急用扇搧。倘血不流，则不必用扇。倘伤重在地滚跌，难以敷药，可缚其手足，令卧凉地，用枕垫其首，使伤口渐合，即敷药搧之，自少顷血凝，不出三日必愈。此方无论何等重伤，即人已昏绝，但胸口微温者，无不可救。人皆知破伤忌风，而此独用扇搧，不免致人之疑。盖当伤口初破，热血迸流，势若泉涌，不能受药，惟藉扇力，使血稍凉，乃能凝结。故虽冬月，亦忌卧热处，伤口不必用布裹，以致过暖难以结痂，并忌饮酒，

---

① 四六：冰片别名。

以致血热妄行也。铁扇散始用此法，余药仍宜避风。

黎洞丹

治一切无名肿毒，昏困欲死，并跌打损伤，瘀血奔心，昏晕不醒等症。

牛黄　冰片各二钱五分　阿魏　雄黄各一两　麝香三钱五分生大黄　儿茶　天竺黄　人参　三七　乳香去油　没药去油　血竭　藤黄隔汤煮十数次，去沫，用子羊血拌晒，如有山羊血加五钱，不必用子羊血。以上药各二两。

上共为末，将藤黄化开为丸，如芡实大，若干，少用白蜜，外用蜡皮封固，每服一丸，用无灰酒送下，外敷用茶卤磨涂，忌一切生冷发物。

按：此丸药味昂贵，殊难修合。广东购来者，颇有神验，凡遇跌打以及中毒危险重症，倘灌下一丸，无不立活，真有起死回生之功。特附刊以俟大君子之采择。

治妇人脚闪肿痛方

不必用瓦锋吸筒，此末一敷即愈，但不可服，以有生半夏故也。

当归尾二钱　制乳没二钱　白芥子一钱　生半夏一钱五分　肉桂子一钱　生川乌一钱五分

共为极细末烧酒调敷，干湿得中，用布裹之。

此方得诸程友，据云授自一张老师，精于跌打，极为秘密，临危时始肯泄出，并嘱须到二药店分检。余试用之，价廉效速，敷上一夕，即痛止肿消。轻则一料，重则两料必愈。即男子闪脚，及折抑手腕，用之亦效。此方药味不多而活血散瘀，行气化痰，无法不备，真仙方也。

中　毒

疯狗咬奇方

此症七日发作，缓则七七日，至百日定当发作。卒病心腹绞痛，如刀割裂，神识不清，病剧，中心无赖，自抓其胸，嚼其舌，啮其指，咬其肤肉，甚至嚼衣服瓷器，不过二三时即死，惨状难言。欲辨病症是否，须以蒲扇向病人重扇，见风即身缩战栗畏甚，又急鸣锣，闻声即心惊，确是中癫犬毒无疑。即验犬是否病癫，亦以蒲扇风试，见风即战栗，又以锣声试，闻声即乱窜，确是疯犬无疑。当其触毒，尚未发作，一闻锣声，其癫即激发矣，人与犬皆然。犬用乌药一两，加入方中，煎水拌饭与食，即被疯犬咬伤，断不发癫。人则于受毒时，或毒已发时，急煎服一剂，至一七后，再嚼生黄豆，不作腥气，不令心恶欲呕，毒尚未尽，急再煎一剂，及至二七、三七后，知豆腥气，则毒尽矣，永保无恙。方即人参败毒散加地榆、紫竹根。又验疯犬，凡见其舌出流涎，拖尾乱窜，不吠而咬人者，即是，最易辨也。

真纹党　羌活　独活　柴胡　前胡　茯苓　川芎各三钱　枳壳炒　桔梗各二钱　生姜三钱　生地榆一两　紫竹根一大握　甘草三钱

此病有服马前子方者，小解痛如刀割，殊不可忍，不如服此方百发百中，毫无痛苦也。

蛇咬伤

凡遇毒蛇咬伤，恶毒攻心，半日必死，急取竹杆烟筒内烟油又名烟屎，其色如酱，用冷水洗出，饮一二碗，受毒重者，其味必甜而不辣，以多饮为佳，伤口痛甚者，内有蛇牙，多用烟油揉擦，必出，此为蛇咬第一仙方，切不可疑而自误。

道光八九年间，粤西崇善县地方，有农人被毒蛇咬住，绕缠不放，急服烟油水数碗，并以烟油滴蛇口内，蛇即松口落地而死，其人无恙。庚寅年余村有一十四岁童子，田间被毒蛇咬伤，立时肿痛难支。早间友人谈及此方，殊不甚信，急忙中以此试之，教以多饮，如觉辣则不可再进，谁知入口甜美，饮至二碗余，始觉味辣，片刻止痛，翌日肿消尽而愈，特急传之。蜈蚣咬伤，亦以竹杆烟筒放火上烤出油擦之，立效。

治蜈蚣伤神方

附食物中蜈蚣毒方，取新鲜樟树叶煎水，服一二碗，立刻吐出毒水自安。

用蜒蝣涂上，其痛立止，屡试神效。

又方，取蜗牛搽取汁，滴入咬处，亦极验。如无上二物，即取杆烟内油擦之，三法外诸方所不及也。

解砒霜毒方

即信石也，此症如用鸭血治好，终身戒食鸭。

防风—两

研末，冷水调服，或用四两，冷水擂汁灌服，亦可。屡试如神，万无一失。

又救砒霜毒方

会稽邵铭三先生传。

无名异即漆匠用以炼桐油，收水气者

研末吞下即活。

邵铭三云：一人常称无名异善解砒霜，其友不信，请面试先服砒霜，后服无名异，果无恙。

急救吞鸦片烟灵方

土胆矾末四钱　生甘草末三钱，晒干研末，不炒

上药末加白蜜一两，冲入开水大半碗，搅匀，扇凉灌服，吐尽即活。此方已救人无数，灵验之至。

又急救吞鸦片良方

南硼砂三钱　木香八分

上为极细末，用开水摊凉，送下一钱，立即呕吐。如逾一时不吐，再服一次，必效。上二法已救多人只用一方，不必同服，无论服毒轻重，虽势至危险，手足青黑，照此救治，无不回生，切忌灌服酱油，恐受盐卤之毒，反致误事，若服药乱杂，亦多不救，慎之慎之。

按：救吞洋烟之法，莫妙于上二方者。好善君子，若能预制救人，天必佑之。凡吞烟者，暂时不可饮热汤物，过后不忌。

戒洋烟神验方

湘潭王祉庭先生传。

厚杜仲二钱，盐水炒　龙骨三钱，研　巴旦杏仁二钱　广郁金三钱　牡蛎三钱，煅粉　金毛狗脊三钱　罂粟花三钱　鹤虱三钱怀庆牛膝三钱　旋覆花一钱，绢包　甘草三钱　西川续断一钱　使君子三钱　老姜三两　道地云苓三钱　大土皮一两，去净字纸　食盐一酒杯，炒

上药十七味，煎成浓汁，每日于未发瘾之先，将开水荡热一大钟，视瘾之大小，酌服药汁多少。服一顿，即断一顿烟。如不能止瘾，再添服药汁，断不可吃烟，服二三剂后，将大土皮渐次递减，减至绝无土皮，其药亦可不服矣。戒断之后，切勿再吸一口，以免前功尽弃，是为至要。

附加减法

如初戒腰痛，再加杜仲、续断各一钱；腹痛气痛，加上沉香末八分，木香末一钱，俟药膏煎成再下，盖沉、木二香，忌火故也；喉咙发嗽，加川椒一钱五分、白雷丸一钱、枯矾八分；心神不安，加茯神二钱；腹胀气满，加花槟榔二钱、川朴一钱五分；遗精梦泄，加金樱子二钱、白莲须一钱五分；脚软加宣木瓜、千年健各二钱；痰多加姜汁炒半夏、姜汁炒川贝各二钱、广皮一钱五分，皆于第二料药膏中加之为妙。

一顾某浙江人，其瘾大，每日吃烟一两，沈某湖北人，其瘾小，每日吃烟三钱。后得此方，同日戒烟，顾某服至七剂而瘾断，沈某服至四剂而瘾已断，恐未除根，多服一剂，俱未服他药，而食量大进。

一友人朱某因病吃烟，遂成瘾，每日四钱，屡戒而瘾不能断。余授以此方，朱某系候补人员，公事奔驰，煎熬携带俱不便，改为丸，不用大土皮，以烟灰过笼如熬烟一般。第一剂用烟灰四钱，第二剂用三钱，第三剂用二钱，第四剂用一钱，每日吃四次，每次吃二十颗。据云吃第二剂，饭量已进。吃第三剂，并思吃酒，其瘾已断，但不放心耳，故减灰一钱，多吃一剂，以后则并不用灰矣。但以灰和丸，不如用大土皮熬膏，其效更速，即大瘾不过数日即断也。

余兄弟见洋烟流毒无穷，害人非浅，乃广求博访，兼以重币厚仪，幸感天缘，得遇异授外洋戒烟各种秘法。或丸、或散、或汤，一服即断瘾丢枪，并不用丝毫烟膏和入，永无后患，戒去者已不下千余人，诚非虚语。近日药品愈炼愈精，并无发懵等症。然诸方尽传，而此独不欲泄出者，非留以射利也。盖药半出外洋，购来匪易，且恐制合不精，反致误事，或恃此不恐，时戒时服，适滋弊端，如广行阴隲①者，敝处尽可如价代制，决不妄取分文，致干阴谴。兹特将至平至验之一方，先为刊出，但搀用土皮，功力稍缓，然百病不生，亦胜于诸方万万矣。

附：治生漆疮方

凡人闻漆气中毒，以致面目四肢浮肿生疮，痒不可耐。古方用杉木，或蟹壳煎洗，殊不甚验，惟用生韭菜捣汁搽之，不过一二日即愈。如无韭菜时，即韭根亦可。此方屡试多人，无不神验。

---

① 阴隲（zhì 治）：犹阴德。

杂 方

治汤火伤方

凡汤泡火伤，无论轻重，急用童便灌之，以免火毒攻心。或用白沙糖热水调服，或蜂蜜调热水灌之，均可。第一不可用冷水及井泥沟泥等物，即使痛极难受，亦必忍住，倘误用冷水淋之，则热气内逼，轻则烂入筋骨，手足弯缩，缠绵难愈，重则直攻入心，则难救矣。先用麻油敷之，再用糯米淘水，去米取汁，加真麻油一茶钟，多加更妙，用筷子顺搅三千下切莫倒搅。可以挑起成丝，用旧笔蘸油搭上，立刻止痛，愈后并无疤痕，神效无比。

又 方

先用真桐油真麻油亦可敷之，敷后上加食盐少许，再用生大黄研末撒上，立刻清凉止痛，愈后亦无疤痕，至神至验。

又 方

汤火伤治不得法，以致焮赤肿痛，毒腐成脓，用麻油四两，当归一两入麻油内煎焦，去渣，再入黄蜡一两，搅化，隔水拔火气，以布摊贴，立能止痛生肌，神效之至。

治火爆伤眼方

三七叶捣汁，点入数次，即愈，或用三七磨水滴入，亦可，屡试如神。

凡汤烫火烧，痛不可忍，或溃烂或恶疮，用松树皮剥下阴干，为细末，入轻粉少许，生油调稀敷，如敷不住，纱绢帛缚定，即生痂，神妙不可言。然宜预先合下，以备急需，自剥落而薄者尤妙。李莫安抚方，用牛皮胶入少汤于火上熔稠，狗毛剪碎，以胶和毛摊软帛封之，直至痂脱不痛，吴内翰家婢夜炊米，釜翻伤腿膝，以夜不敢白，比晓已溃烂，用此治之而愈。

汤火伤数案

王洪绪治一妇小腿经烫，医用冰片研雪水敷之，不一刻，腿肿如斗，痛极难忍，曰：幸在小腿，若腰腹间，遏毒入内，难挽回矣。以地榆研细，调油拂上，半刻痛止，再拂数次，痊愈。

一使女炭火烫足背，烂一孔，以伏龙肝散乳调敷，不三日而愈。

一孩被滚汤浇腹，因痛抓破皮，麻油拂上一次，痛止，以地榆末干糁破处，次日肌生，未破者痊愈。

钱国宾日：余欲之遂昌，宿旅次，闻隔房人呼痛，夜不安枕。次日问店主，对曰：小价提滚水一桶上楼，与客洗面，其子拿盆后上，旧桶底脱，滚水灌子之头，今肿入斗，面目皆平，七日不食矣。余即往视，满室皆臭，用夏枯草一斤为末，以香油调，肿处厚厚敷上，即时止痛止臭，三日消肿，八日痂落，切忌食酱料，面有黑斑。店主如言药治而愈，后余回，其子叩谢。

按：患此症者甚多，治法不一，特广采数则以备临时择用。

秘传通治三十六种喉科

预留真青鱼胆，以明矾末实之，阴干备用。

此方男女通治，惟恐双单蛾胀塞咽喉牙关紧闭，不能入药，男则吹药少许入左鼻，女则吹药少许入右鼻。俟少顷口开，再于喉咙内吹药一二次即愈。缘喉症有朝患夕毙之险，况专业喉科者亦鲜，陡患此症，急忙无计，延医即遇，又恐药不应时，故此药不可一日不备，宁可千日不用。此方灵验非常，以下各药，只牙皂、青果、乌梅三味可见火，余宜晒干，研细末，瓷瓶贮存，黄蜡封固待用，切勿泄气。

薄荷五钱　桔梗二钱　硼砂二钱　鹅不食草二钱　山豆根三钱　青鱼胆一钱，自备　儿茶一钱　黄柏一钱　僵蚕一钱　云连一钱　元明粉一钱　上四六冰片五分　真麝香五分　牙消五分　血竭五分　槐米五分　牙皂五分　真熊胆五分　土茯苓五分　川乌梅三个，炕脆　明雄五分，水飞　朱砂五分，水飞　青黛五分　青果二个，不拘鲜咸，炕枯存性　大粉草一分　九龙胆一钱，即何首乌内之木心是也。

辛乌散

即角药，功同回生丹，治风痰喉闭最神。

京赤芍一两，用梢　草乌一两，长者不用，尖者可用　牙皂五钱　芥穗五钱　紫荆皮一两，徽产佳　北细辛五钱，淮辛不可用　桔梗五钱　赤小豆五钱，即红饭豆，非药肆赤小豆，肆中卖者乃相思子也　甘草五钱　生地五钱　北小柴胡五钱　连翘五钱

以上诸药不宜火焙，放日中晒燥，共研细末，瓷瓶收入，勿走气。临用以井水调噙，为取痰圣药。如痰盛者，加摩风膏四五匙浓汁入之，效更速。口外肿处，用角药调搽，又作洗药，以荆芥同煎水洗之。如悬痈风生于关外上腭，加南星末少许，约三四匙。

摩风膏

川芎用尖磨水　灯心灰不拘多少，烧灰存性，入辛乌散用

冰硼散

即回生丹，平淡四味，实有夺造化之奇功，回生之妙术，大抵喉科得此数方，功已十居八九矣。冰硼散，又小儿口疮用之亦效，诚妙品也，功难尽述，慎勿泛视。

大梅片六厘　上元寸四厘　硼砂一钱　提牙消三分

共研极细末，吹患处，开关后，次日去麝香，此药须研如灰尘，方见效。满口猛吹，俾口内都到，药末粗细，功效迥别。又四味另研极细，临用现合研匀更妙。

按：初起喉痛，总以消风、利膈为主，如荆、防、枳、桔、甘草数药，最不可少。审其有风寒外感，喉舌白色，痰涎壅盛者，再加羌独活、川芎、白芷、半夏、云苓、前胡、苏子之类，轻剂泡服阴寒重者，当用姜、椒、桂、附一派温药，审其为风热外受，喉舌赤色，口渴便短者，加入僵蚕、薄荷、元参、贝母、牛子、连翘之类，薄煎漱咽阴虚阳浮者，其症痰少，咽中干痛，颧面发赤，下午愈盛或舌赤津干，或五心烦热，或脉象细数，切不可误用风门诸药，法当大剂育阴潜阳，如龟、阿、龙、牡、冬、地、元参、牛膝之类；火重者，当用芩、连、栀、柏诸品，若阴虚而兼火旺者，当于二法参用。此其大略也，若神而明之，则存乎其人耳。凡初起宜先吹角药，吐去痰涎，再吹冰硼散，重则吹上秘传通治方，喉烂宜吹前载烂口神效散，溃甚者，加真牛黄珍珠，真麝诸味，和匀勤吹，未有不愈者也。

小儿喉鹅神方

喉间起疱，肿痛甚者，两两胀塞，名为双鹅。勺水不能下咽，治稍迟缓，呼吸气闭，往往致毙，此方可保不发，大人亦可用。

断灯草数茎，缠指甲就火熏灼，俟黄燥，将二物研细，更用火逼壁虱即臭虫，烧透，略存性十个，一并捣入为末，以银管向所患处吹之，极有神效。又喉间方觉胀满起疱者，急以食盐自搓手掌心，盐干，复以新盐搓之，数刻即消，此方亦最简便。

按：前方如壁虱一时难取，不用亦效，有则更妙。

加味如神散

治风火牙痛，红肿而热，或口气臭秽者最宜。

元明粉即芒消，六钱　大梅片一分　飞月石即硼砂，三钱五分　飞朱砂一钱　飞青黛八分　上儿茶五分　苏薄荷一钱　荆芥穗一钱　北细辛五分　上元寸即麝香，三厘　官白芷一钱　生石膏八分

上共研极细末，瓷瓶收贮，塞紧勿泄气。用时蘸少许擦之，流去热涎自愈，孕妇忌之。

又风火牙痛验方

粗碗一个，入潮脑二两，于两碗底内，上加苏薄荷五钱以水将薄荷叶润透，细辛三钱，川椒三钱，甘松三钱，大黄三钱，白芷三钱，盖潮脑上，用绵纸糊碗口，放炭火上煅二柱香，开看，纸上升的潮脑，每用少许擦之。

治虫牙痛方

凡一齿痛，他齿不痛，或痛齿落后，即移易他齿作痛，牙根空腐，或微动则肉痒者，此必虫蛀症也，好服糖食及酷嗜吸烟人多患之。

以雄黄、蟾酥、花椒、麝香等分为末，以枣肉捣成膏，拌药丸如黍米大，塞一粒于痛处，其虫皆化为水而出。

治风火虫牙方

雄黄　元明粉　潮脑　硼砂各二钱　荜茇　川乌各一钱

共研极细末擦之。

治风入齿缝胀肿作痛

宜用防风为君，猪牙、皂角、荆芥、升麻、白芷、薄荷、甘草为佐，挟热加黄芩、黄连，煎服又用青盐煅过，淬竹沥中，取起炙黄，又淬又炙，每青盐一两，将尽竹沥一杯为度，碾为末，擦痛处，血水出即止，或用牙皂一钱，冰片二分，麝香一分，点入齿缝，其痛立止。

细辛散

用清凉药仍痛者，用此从治之法治之。

荜茇一钱　川椒一钱　薄荷一钱五分　荆芥二钱　细辛一钱五分
樟脑一钱五分　青盐一钱五分

上为极细末擦牙，拔出热涎自愈。

壬辰三月，余寓筱塘李戚处，见其工人汪某，牙关紧闭难开，颈结痰核，左喉紧疼，头痛，口流冷涎，医与银翘散消风清火，二服愈剧，口仅可容一指，乞诊于余。窥其舌，见淡白无苔，诊其脉，浮弦而紧，知其体寒，而挟风痰也。乃仿温风汤例，用羌活、藁本、川芎、白附各一钱，细辛三分，浙贝三钱，防风、天麻各一钱五分，桔梗、半夏各二钱，升麻六分，粉草七分，露蜂房大块为引，外擦细辛散，内服此方。一剂知，二剂愈，此风寒挟痰治法也。若风火之症，两颊肿痛肿处必热，颏下结核，牙关难开，口气臭秽者寒症无此，则宜用天麻、秦艽、僵蚕、羚羊角、石膏、醒头草、升麻、当归、花粉、条芩等药此条见《王氏医案》，服之神效。考交牙风一症，近今患者不少，余屡见庸医误投寒凉，真火遏郁不宣，以致变成牙漏者多矣。急辨此以醒众惑，兼录近案，以就正有道云。潜斋特识。

温风汤

治风牙不甚肿痛，不怕冷热，牙关紧急难开，舌苔淡白，口不作渴，小便清长者，神验。

细辛　当归　藁本　川芎　白芷　荜茇

上分两临时酌用，方亦可随症加减。露蜂房为引，水煎服。又有满口齿牙酸软，食物无力者，宜用六味地黄汤，加枸杞、骨碎补各三钱，服数十帖必愈。

一服散

昔福唐梁绲患心脾疼痛，数年不愈，服药无效，或教事佛，久之，梦神告曰与汝良剂，一服即安，故名。

香附醋制七次，炒，研　良姜姜汁洗七次，炒，研

二味须各炒，然后和合，同炒即不验。如胃脘有滞有虫，因寒而起者，用良姜二钱，香附一钱；因怒而起者，用香附二

钱，良姜一钱；寒怒兼之，各用一钱五分，米饮加姜汁一匙、盐少许调服。

古方治心脾痛多用良姜，寒者用之至二三钱；热者亦可用五六分，于清火剂中，取其辛温下气，止痛如神耳。

荔香散

治胃脘当心而痛，或气或寒，触而屡发者。

荔枝核炒微焦，一钱　木香七分

共为末，以清汤，或酒服一钱许，数服可除根，试验神方也。

四香散

治气痛一切，应效如神。

茴香四分　广木香五分　沉香五分　香附制，四钱

共末，滚水酒冲服，孕妇惯气痛者亦可服。

丁香止痛散

治心痛难忍。

丁香五钱　良姜二两　茴香　甘草各一两五钱

共为末，服二钱，沸汤下。

手拈散

治中脘死血作痛，好饮热酒人多此。瘀血作痛，脘中胀闷，痛如刀刺，不可按扪，或大便变黑色，或脉象芤涩皆是。

草果　元胡索　五灵脂醋炒　没药炒，各二钱

共研末，酒调下二三钱，或用熬热沙糖为丸，温酒送下七十丸。

气痛简便方

治诸般气痛，年久不瘥者。

上白糖四两，碗盛，将烧红透木炭，轻敲去灰，向糖中淬之，炭黑拈出，再换红炭照淬，务使白糖转沙糖色，有未变之处，必须将红炭烧遍，再用炖热水酒，分作二三次冲服，即愈。此温暖血分之方，屡著神效。

又方用海螵蛸去甲研末、上白糖各三钱，滚水酒冲服，对症者可除根。

扫虫煎

治虫上攻胸腹作痛。

青皮　吴萸　茴香各一钱　槟榔　乌药各一钱五分　细榧肉三钱　乌梅二枚　甘草八分　朱砂　雄黄各五分

水煎入雄黄、朱砂末调服。

此症多口吐清涎，面黄唇红，口渴肢厥，痛有休止，按摩稍轻虫惊而暂伏也，亦有不喜按摩而喜指撮者，或呕吐青黄绿水，大痛欲死，或唇舌上见白花点皆是，小儿最多，大人间有，甚者须服乌梅丸各药书皆载。

治虫丹

治吐诸虫，及便寸白诸虫。

白术三钱　茯苓二三钱　甘草三分　白薇三钱　使君子十个　枳壳五分　白芍三钱　百部一钱　槟榔五分　黄连二分　半夏一钱

水煎服二剂，而虫尽化为水矣。但服药之后，必须忌饮汤水茶茗。此方杀虫之药虽多，然入之于健脾平肝之剂内，则正气无伤，而虫又尽杀，乃两得之道也。

专治心气痛神方

一二十年者，亦可断根。苏州潘汝凤传。

元胡索　莪术醋炒　三棱醋炒　光桃仁　降香　木香　紫川朴　佛手　蒲黄　川郁金　橘红　珍珠另研，包　沉香节各一钱　朱砂飞　鸡内金各二钱　梅片一分五厘　真麝香二分　琥珀五钱，另研，包　乳香去油，五分　赤金十张

上药二十味，为极细末，老蜜为丸，每个重一钱，赤金为衣，蜡壳封贮，遇症以一丸磨酒，再用双料热酒冲服，恐珠末坠于碗底，以酒洗清饮尽为佳。孕妇忌服。兼治跌打刀伤，第一应效，对症者一丸可以除根。

家秘祛痛散

治诸般心气痛或气滞不行，攻刺心腹，痛连胸胁，小肠吊疝，及妇人血气刺痛，此方屡用，无不神效。

青皮　五灵脂去石　川楝子　川山甲　大茴香各一钱二分　良姜香油炒　元胡索　没药　槟榔各一钱五分　盔沉香一钱　木香一钱二分，二味不见火研　砂仁少许

上咀用木鳖子仁一钱二分，同前药炒，令焦燥，去木鳖子仁不用，共为细末。每服二钱，加盐一星，用酒或滚水送下。此散加入七制或九制香附末二钱更妙。

散瘀清火止痛汤

治瘀挟郁火，心胃疼痛，脘中胀闷，不可按扪，或呕吐紫黑血块，倒经逆行，或心中滚热呕吐不食者。服此二三剂，必

经行痛止而痊。

川楝子去核，二钱　元胡索二钱　黄连姜汁炒，八分　山栀仁炒，一钱五分或二三钱　紫丹参三钱　香附米四制，二钱　法半夏二钱　桃仁泥一钱　当归尾二钱　川郁金一钱　高良姜三五分　建泽泻二钱

水煎服。

滋水清肝饮

治胃脘燥痛，气逆左胁而上，呕吐酸水，忽热忽寒，或心腹发烧，或小便赤热。此症由于火郁血燥，妇科最多，庸医只一味香燥行气，不知肝血愈亏，肾水日竭，高鼓峰定此方，不为无见，虽熟地本非治气痛之药，然血虚痰少，肝胃气痛，则屡用之如神，奈世人徒知治标，一见熟地，概谓滞气凝膈，畏而不服者有矣，然此中实关造化，非口舌所能争，聊揭此秘法以示人，未必世乏解音也。又按：国朝魏玉横先生定一贯煎，专治胁胃疼痛，洵为千古独得之秘，即从此方套出，其法亦不可不知，方论见《续名医类案》，兹不赘录。

熟地四五钱，或七八钱或两余　当归　白芍各一二钱　枣仁三钱　山萸肉一钱五分或二钱　云苓三五钱　山药四五钱　柴胡数分或一钱余　山栀一二钱　丹皮一钱或二钱　泽泻二钱

水煎服，余于血热者加生地，肾亏者加枸杞，血虚而兼气滞者，加川芎数分或一钱，制香附一二钱，每遇水亏木旺之体，患肝胃气痛者，悉以是方及魏氏一贯煎，加减主之，屡著神效。

滑氏补肝散

治肝肾亏损，腰胁疼痛，颇有奇效。

酸枣仁四钱，炒　熟地　白术各一钱　当归　山萸肉　山药

川芎　木瓜各一钱五分　独活　五味子各三分

　　共为末，每服五钱，水煎服。按：柏子仁霜、阿胶、苁蓉、枸杞、桃仁、细辛、川椒、桂心之类，皆可随宜酌量加入。凡阴虚血燥之症，胁下筋急，不得太息，或目昏不明，爪甲枯青，或遇劳怒即发，或忍饥即甚，或腰胁空虚，畏寒喜按，或下午晚间更甚者俱是。

枳芎散

　　治左胁刺痛。
　　枳实　川芎各五钱　炙甘草二钱
　　共为末，每服三钱，姜汤下。

推气散

　　治右胁疼痛胀满不食。
　　僵黄　枳壳面炒　桂心各五钱　炙甘草二钱
　　共为末，每服三钱，姜汤下。

加味五苓散

　　治一切疝气如神。
　　白术炒，三五钱，利腰脐之死血，导湿实脾为君　茯苓二三钱，导心与小腹之气下行，从膀胱而泄　猪苓　泽泻各二钱，利水行湿　木通一钱，入络止痛，又引热下行　橘核三钱，行滞气，为导引之品　肉桂五分或一钱，温肝肾血中气药，止痛如神，又入膀胱化气利水　川楝子去核，一钱五分，苦降以纳诸药到于患所　木香一钱，调气止痛　荔枝核五枚，炕近黑研，为引。

　　水煎空心服，或入食盐少许，寒甚加附子、干姜一二钱川椒吴萸亦可酌加；热甚加黄柏、栀子一二钱，知母亦可加；肺热甚者，重用北沙参；湿胜加防己一钱，坚硬如石，加昆布一钱，牡蛎煅三钱；痛甚加桃仁二钱，穿山甲五片，炒乳香五分；小便如膏者，加石蒲、萆薢；气上冲者去白术，加肉桂吴萸当归；囊肿如水晶者，加苡仁、桑皮；筋缩者，加苡仁一两，木瓜二钱；顽麻不痛者，加川芎、槟榔；痒者加刺蒺藜三钱。

仙传神效梅花丸

治心腹、肝胃久痛，诸药罔效，或腹有癥瘕，久结不散，此方神验，孕妇忌用。

绿萼梅蕊三两，欲开未开时，即宜摘下，或烘干或晒干 飞滑石五两 丹皮三两 制香附二两，有四制七制者尤佳 甘松 蓬莪术各五钱 茯苓四钱 结洋参饭上蒸透，湿米拌炒，去米不用 嫩黄芪 全当归 西砂仁 益智仁各三钱 远志肉二钱五分 山药 木香煨，不见火 元胡索 川楝子去核，虫蛀者不用，各二钱 光桃仁去皮尖，炒 芽桔梗各一钱五分 制乳香去净油 高良姜 粉甘草各一钱

上共二十二味，须选顶上咀片，照戬依制，晒干，研细末，炼上白蜜十二两，捣丸如龙眼大，白蜡封固。每服一丸，开水调下，余家配合施送，服者多愈，此丸功效难以尽述，得者预宜制合救人，切勿射利是祷。

气痛救急良法

凡遇痛急，牙关紧闭，不省人事者，速用葱白捣烂，摊脐上，以艾条灸之，或用布包，乘热熨之，得鼻尖有汗，其痛立止。又凡一切气痛，急忙无医，或服药不应，但是喜热手紧按者，可将炒热米用布二块，分作两包，冷则互换，不停隔单衣

熨之，止痛如神。炒盐炒陈艾叶亦同，此法最可救急，以温经散寒故也，除火痛瘀痛外皆宜。

余因家慈夙患气痛已二十年，不得已留心医药，寝馈其中，而于气痛一门，尤无不朝参夕访，搜采靡遗。今幸荷天恩，老母已寿逾古稀矣，夙恙虽未尽除，而耳目聪明，步履康健，旧恙发亦稍稀，未始非于此道少得力也。近今气痛与吐血之症，几于无处不有，治法亦各种不同，吐血症尤无善医者，安得天生名手广著医书以救人疾苦耶。兹将素日所制应验气痛各方，聊先付梓，俟暇时再当广辑名编，专著一册，方了此微愿耳。

治阴症缩阳方

凡人阴盛阳衰，身冷腹痛，阳物顷刻缩尽，必死，真危险症也，速服回阳救急方。

信丰大爆竹一个，剥出消药二三钱，或有炮消更佳。再寻常小爆竹消亦可用，擂研细末，用上上堆花烧酒一盏，有高粱烧酒更佳，炖热调服，即刻直入丹田，肚腹雷鸣，阳物即时挺出，可以回生，徐服温补回阳汤，此法系急救方，若家中蓄有黑锡丹者，遇此症，速用开水吞服二三钱即安，则不需服爆竹消也。

加减回阳救急汤

治一切阴寒危症，若非手足厥逆，冷汗腹痛者，未可乱投也。

北丽参五钱，贫者用米炒路党参一两　漂於术土炒黄，勿焦，五钱
胡芦巴炒，研，二钱　淡苁蓉漂净晒干，五钱　北枣杞三钱，盐水炒
破固脂二钱，盐水炒　黑熟附片五钱　上安桂去粗皮，八分或一钱

淡吴萸一钱　抱茯神三钱　炮干姜八分　炙甘草一钱

　　水煎服二剂即愈，再服后方。

　　　大熟地四钱，西砂末拌捣　北枣杞二钱　净枣皮二钱　菟丝饼二钱　香附米酒炒打碎，二钱　结云苓三钱　淮山药二钱五分　结洋参米炒，二钱　拣寸冬二钱，米炒　巴戟肉二钱　安桂末五分，冲建泽泻二钱

　　水煎服四五剂，后静养可也。

　　按：缩阳一症，肾经阴寒者，固属十居八九，然阳回后，温经补火药亦不宜恣服，久则助其风阳，必生他症。即一时难以复原，或转用平补，或稍用温和可也。最可怪者，世医遇病者一有房事，即目为夹阴伤寒，动用姜附大热之药，不知少阴水火同具，有从水化者，有从火化者，必须遇脉细欲绝，四肢厥逆，腹痛吐泻，冷汗转筋等因，方为纯阴的症，始宜急进回阳药。若非阴寒，误用立死。大抵此症属热者多，孙真人用青竹皮煮汤治之，若烦不欲卧，宜黄连鸡子黄汤救之。汪苓友云：凡人入房过度，则精多所遗，所遗之精，皆为水而属阴。况其作强之时，心火先炽，火炽则水流，水愈流而火愈炽，五内焦热，外复感冒而病邪热，两热相夹，肾水必枯，其人发烦躁而舌生黑芒，则就死矣。喻嘉言、徐灵胎、汪瑟菴、吴鞠通、王孟英诸先生，俱力辨之，无如世风牢不可破，病家遇有此事，即先叮嘱医家，医家一闻此言，亦必恐吓病家，不知房劳伤寒，宜服温热药者，总须有阴寒之症，阴寒之脉，如不问其症与脉，其不杀人者鲜矣。余目击耳闻，为庸医误死者不少，因附论之。

治寒嗽验方

外感重者或兼服疏散药一二剂更佳。

淡姜数片，橘饼五七枚洗去糖水，全捣极烂，饭上蒸水，连服数次自愈。

治久嗽不止神验方

燥嗽亦宜，但初嗽数日不宜服，十日外即可用也。

巴旦杏仁三五钱，油者不用，开水泡过，去皮尖，捣细末，用纸多包数层，放滚汤壶下压去油如油透纸，换纸再压，以油少为妙，另用晚米一撮洗净研成粉，入熟水，加冰糖数块不可用别糖替代，反令生痰，空心服数次必痊，不寒不燥，润肺清痰，真神方也。

杂方

一三三

治吐血奇验方

上肉桂去皮，五分，研末冲服，忌火　当归　桔梗　枳壳各七分大黄酒微煮　厚朴姜汁炒　川郁金　紫苏各八分

水煎，加童便半钟，姜汁二茶匙，先服二剂，再用：

拣寸冬二钱　尖川贝一钱　川续断一钱五分　炙志肉六分　台党参一钱五分，米炒　淮山药二钱　川郁金五分　益母草五分　京赤芍八分　炙草六分　白莲肉七枚

龙眼肉五枚为引，水煎服五剂，此方不论男女，远年近日血症，只要现在吐血之日，先服前方二剂，后服次方五剂，立时痊愈，永不再发，药味慎勿加减，功效如神。

近日吐血症最多，稍一误治，即成痨瘵。然求一稳善之方，不可得也。曾记二十年前见一辜姓故友，遇吐血者，除大热大寒症外，悉以此二方主之，屡试屡效，因此得名。后翻阅医编，

乃知原古方也。试用之亦效如桴鼓，是方妙在解表疏风，开郁散瘀，化气温经，较诸纯用滋阴止血一派套药，使留瘀积于经络为患，弄假成真者，判若天渊矣。凡不见大寒如厥逆冷汗腹痛吐泻之类大燥如壮热烦渴，舌赤唇干，口臭便闭溺赤之类象者一切失血，可以统治，不忍自私，用公诸世，愿共宝之。

又方凡吐血切不可医药杂投，只取自己小便一味，可以除根。每朝晨起，将隔宿小便溺去，稍食米食点心，静坐一室，不可说话，亦不可立起，惟闭目静心，用藕二三片，微捣泡汤置壶内，随斟随饮，汤渐完，即用小便，用洁清大腕盛受，其色白如泉，味极淡，乘热吃下，以南枣二枚咀嚼，自不恶心，吃后徐徐行十数步，仍静坐半时，忌葱姜椒蒜辛辣之物。饮至半月，即可除根矣，每逢节气，照前饮几日更妙。

黄病奇方

此症由肝胆之热，令人目黄，至遍身金色，久则腰脚俱软，行动倦怠。

桃竹根须剪下洗净，不拘多少，先炆酒服二三次，后炆精肉二三次即愈，每次用一二两。

取黄法

屡试屡验。

用扛连纸一张，裁为四条，笔管卷如爆竹式，将一个用糊粘固，外用黄蜡一两，铁铫溶化，将纸筒四周浇匀，不可使蜡入筒内。令患者仰卧，将蜡筒套在脐上，再用面作圈，护住筒根，勿令倒，勿令泄气，筒头上点火，烧至筒根面圈处剪断，另换一新筒再烧，看脐中有黄水如鸡子清者取出，轻者熏四五筒，重者熏七八筒，总以取尽黄水为度，神效。

黄疸肿胀

砂仁一两　川椒一两，去目及闭口者　针砂三两，醋炒　大麦不拘多少，炒磨粉　大黑枣一斤，去皮捣烂

共药拌匀，捣成丸，梧子大，若丸不就，将前粉打糊为丸，每服二钱，好酒送下，早晚进服。

黄病神方

治食积发黄，胸腹胀满，肿胖等症。

皂矾八两　面一斤，和作饼，入火内煨焦为度　苍术米泔浸　厚朴姜汁炒　陈皮　甘草各六两　川椒去闭口，并椒目，十两

共为末，用好枣肉三斤，煮熟去皮，同捣成膏，丸桐子大，每服七八十丸，酒服。初服觉香，久服则闻臭矣。此消磨宿滞之第一峻方，较平胃之缓急百倍，膏粱勿施，服后以谷食压之，否则恐其呕吐也。

按：此方加入熟地三两，醋炒针砂二两同捣者更妙。

黄疸立效方

凡患黄疸者，眼白黄，小便赤，身体软倦，取黄豆生嚼不恶心者是。

苍耳子　薄荷　木通　绵茵陈各三钱

要用无一毫水之陈酒一斤，煎一碗，冲砂仁末三钱服，小便赤如血者，加川连一钱同煎，屡用屡验。

又方

身黄，脉沉细，不渴者，无火也。

茵陈　橘皮　生姜　白术各三钱　茯苓　半夏各二钱

温服，切忌凉药，凡黄疸身如金色，遍身肿胀，饮食入口即吐，百药不效，用黄蜡方取水法治之，三日痊愈，真仙方也。如用此方不效者，即系阳黄，再用满天星又名小金钱法治之，无不愈也。

黄疸奇方

满天星叶小而光，多生花盆及阶砌下连根洗净，约半茶钟，捣融，煮猪肉瘦者数两食汤肉亦可一二次，黄退而愈，屡试如神，捣汁用热水酒冲，亦效。

按：上所列黄疸，皆治湿热者为多，以治阴黄则不宜阳黄为湿热症，面目浓黄，色鲜明，小便浑浊，或如蘗汁，口干心烦，大便闭结即不结亦必如酱色，阴黄为湿寒症，面目淡黄，色晦滞，小便清长，大便溏粪，或手足厥冷，当用茵陈四逆汤，或茵陈附子干姜汤之类，不可概治也。上方见医书。

试蛊法

用盐四两，炒热，绢袋包，放脐上，水鼓盐化水，食鼓盐变红色，血蛊盐变紫红色，气鼓盐变紫黑色，气虚中满本色。

蛊胀奇方

黄牛粪三两

男用雄，女用雌，阴干炒，每服一两，酒三碗煎一碗，绢滤去渣，饮酒，三服即愈，垂死者勿救，不可以污秽而忽之，勿令病人知也。

食蛊方

雄鸡七只，先饿一日，后以谷米喂之，取粪焙干，以葛布袋盛之，煮烧酒水酒二壶，不拘时饮之。

四肢肿胀方

干鸡屎一斤，炒黄

酒三碗，煮一碗，滤去渣饮之。少顷，腹中动，作泻一二回，次日以田螺两个，滚酒煮熟食之即止。取线鸡屎更妙。

按：本草鸡屎白微寒无毒，治中风痰迷，疗癥瘕臌胀，利大小便，用之有奇效，此等方不宜与病人知之。

治五臌神方

萝卜子四两，用巴豆十六粒同炒　牙皂一两五钱，煨去弦　沉香五钱　枳壳四两，火酒煮，切片炒　大黄一两，酒焙　琥珀一两

上共为末，每服一钱，随病轻重加减，鸡鸣时温酒送下，姜皮下亦可，后服金匮肾气丸调理收功。

葫芦糯米酒饮

治中满臌胀。

陈葫芦一个，要三四年者佳　糯米一斗

作酒待熟，用葫芦瓢于炭上炙热，入酒浸之，如此五六次，将瓢烧灰存性，为细末，每服三钱酒下，神效。

猪肚大蒜汤

治臌胀。

雄猪肚子一个，入大蒜四两，槟榔研末，砂仁研末，各三钱，木香二钱。

砂锅内用河水煮熟，空心服猪肚，立效。

蛤蟆砂仁散

治气臌。

将大蛤蟆一只，破开用大砂仁填满腹中，黄泥封固，炭上煅红，冷定去泥，研末，陈皮汤调服，放屁即愈。

萝卜砂仁散

治气臌气胀。

萝卜子二两，捣研，以水滤汁，用砂仁一两，浸一夜，炒干，又浸又晒，凡七次为末，每米汤送下一钱。

田螺解胀敷脐方

治一切臌胀肚饱发肤。

大田螺一个　雄黄一钱　甘遂末一钱　麝香一分

先将药末和田螺捣如泥，以麝置脐，放药脐上，以物覆之束好，待小便大通去之，重者再用一料，小便大通，病即解矣。

又方

用大田螺四个　大蒜五个，去皮　车前子三钱

为末，共研为饼，一饼贴入脐中，以手帕缚之，贴药后，少顷水从小便出，一二饼即愈。上二方治小便不通症亦极验。

治水臌神方

百发百中，可除患根，水臌实症最神，虚者忌之，或用后载导水茯苓汤，较稳。

红芽大戟一两，杭州者佳　连珠甘遂一两　芫花一两，醋炒　淡泽泻一两五钱　苦葶苈五钱，另研

先将前四味研细末，后加葶苈末和匀，酒煮糊为丸，如梧子大，每服二十丸，量人虚实加减，其药引汤液，俱先夜煮好候用，次日五更空心服。

第一日，煎商陆汤送下，取黄水。

第二日，煎灯心汤送下，取黄水。

第三日，煎麦冬汤送下，取腹水。

第四日，用田螺四枚，煎酒送下，取腹水。

第五日，用大鲫鱼二尾，煎酒送下，取五脏六腑水皆尽。

第六日，煎木通汤送下。

第七日，煎栀子汤送下。肿消臌散，忌食盐酱，房事，再服善后之药。七日毕，方服盐酱。

开盐酱服药方

赤芍药　白术土炒　云白苓　泽泻

上药各等分研末，用鲜大鲫鱼一尾，剖去肠肚，入盐麝少许，将前四味装鱼腹内，焙干为末，每服二三钱，僵蚕汤送下。

余早得此秘方，未及试用，不知验否。后见有一行医人专包治水臌，私自制丸，不肯传方，但开七日作引子药与人，屡著神验，乃知此真秘方也。此丸施治壮实之体，一身遍肿，肚大腹膨，皮肤光亮，喘促不能安卧，肾囊肿大，未经大下，大

小解不通利，水臌水肿危险重症，七日即痊，真有起死回生之妙。若气虚中满者，则切不可轻用也，余临症多年，窃叹臌症死于下剂者，十中常有八九。近今专科除下法外，别无良策，其当下症，虽未尝无之，然亦下三五次即愈耳。倘屡下屡消，屡消屡复，身非铁石，讵①有不大伤中气者乎。陈氏修园，洵②为一代名手，独惜其消臌神丹，既秘密不传，又不立一二方以示人，但隐隐跃跃，未肯道破，心窃薄之，然细绎其引而不发之微意，加以苦思力索之精心，临症既多，顿开觉悟。每遇体虚忌下，或下伤症，惟以化气运中补火渗湿立法，制方施治，至效至神，因恐复蹈陈氏之弊而不敢私留于子孙也，得者重之。

凡肿胀患久不愈，或屡伤利下，六脉沉细如丝，手足厥逆，畏寒怯冷，舌苔淡白不渴，气喘痰多，审其为寒湿症者，金液丸、启峻汤、实脾饮、复元丹、自制补化汤、十香丸，皆为对症，金丹守服半月必痊。壬辰季夏潜斋氏识。

金液丹

治阴极发躁，厥冷脉伏，爪甲唇青。脉伏者，水肿小便不通，阴结畏寒，大便秘。

明净硫黄五两研细水飞入倾银罐内，水调赤石脂末封口，盐泥通身固济，候干，三足钉，钉于地，将罐放钉上，慢火烧养七日夜，再加顶火，用炭十斤为度，候冷取出，研细，每末一两，用蒸饼一两，打糊为丸，梧桐子大，每服二三十丸，温白汤送下，阴极冷甚者服百丸。蒸饼法，寒食日用酒和面为饼，中间包

---

① 讵（jù 具）：岂，怎。
② 洵（xún 询）：假借为"恂"，诚然，确实。

飞罗面蒸熟，去包皮，将内白面收贮听用。

启峻汤

治脾肾虚寒腹胀少食。

人参　白术炒　黄芪　当归各一钱五分　陈皮八分　炙草五分
肉桂五分　茯苓一钱五分　炮姜五分　肉蔻　沉香各八分　附子炮，
一钱五分

水煎温服，气滞硬满者，去黄芪，加厚朴。出医林，黄治
启东之方不多见，仅一夔耳，盛启东云：凡下气虚之，中焦气
壅，欲散满则恐虚其下，欲补下则满甚于中，况少服则资壅，
多服则宣通，当以启峻汤峻补其下，疏启其中，故气既得峻补，
则上行而启其中，中焦运行之令，使之疏通，则中满自消，下
虚自实，乃塞因塞用也。补脾药必佐姜制厚朴，以其温能益气，
辛能宽胀也。

实脾饮

治肢体浮肿，色粹，声短，口中不渴，二便通利。

白术土炒　茯苓　甘草　厚朴姜汁炒　大腹子　草豆蔻　木
香　木瓜　附子　黑姜

加姜枣煎。

按：脾胃虚，实土不能制水，故水妄行而浮肿，以无大热，
故曰不渴，而便不秘，此为阴水。严氏曰：治阴水浮肿，用此
先实脾土。治水有三法，实土者守也，泄水者攻也，兼之发汗
为三治，备举者，广略以取胜也。

复元丹

治脾肾虚寒，发为水肿，与启峻实脾饮参看。

炮附子二两　焦白术　肉桂　吴茱萸拣去闭口者，炒　川椒炒　茴香　木香　紫厚朴姜汁炒，各一两　泽泻炒　煨肉果即肉蔻，各半两　茯苓一两五钱

为末，陈米饮糊为丸，梧子大，每服五七十丸，紫苏汤，或砂仁汤送下。

自制补化汤

此方治久经利下，神色枯瘁，面目淡黄，脉象迟濡或弦大无力，舌白不渴，大小便如常，腹虽胀大，按之柔软，守服一二十剂自愈。火胀实症忌之，名补化者，言补火化气，又言能补造化也。凡久患臌胀，攻伐太过，元气受伤，运化失职，热者变寒，实者变虚，经日脏寒生胀满，不独实病为然也。法当补火燠①土建其中气。然积久成功，不可欲速，所谓新病可急治，久病宜缓调也。附案一条于后。是方一切寒湿之症皆宜。

漂於术一钱五分　漂茅术一钱五分　紫朴一钱五分　天生苓三钱　白干姜五分　熟附片二钱　桂尖一钱五分　荜澄茄一钱五分　西茵陈二钱　广木香七分　建泽泻一钱五分　木通一钱五分

另用雄鸡屎取法见前二两，开水淋汁煎服，每日另化吞十香丸一枚，守服十余日，大气自运，中满自消矣。

丁亥余治熊某脉弦迟，久病阴黄，单腹臌胀，屡服下药不痊，神色枯瘁，舌白而润，脐凸囊肿，腹虽肿大异常，而按之

---

① 燠（yù 遇）：暖，热。

柔软。知其为寒湿积滞，大气不化，且过伤通利，真火益衰，制与此汤，半月痊愈。后罗某症亦相同，半载服药无效，势已垂危，亦用此法治之获痊。潜斋识。

十香丸

治一切气滞寒滞诸病。

煨木香　盔沉香二味不可炒　泽泻　乌药　陈皮　丁香　小茴香　香附酒炒　荔枝核煨焦，各等分　皂角微火烧，烟尽减半

为末酒糊丸弹子大，磨化服，癩疝之属，温酒下。

五皮饮

此方出华元化《中藏经》，以皮治皮，不伤中气，所以为治肿通用之剂，肿症初起，此法甚效。

大腹皮酒洗　桑白皮生用，各二钱　云苓皮四钱　陈皮二钱　生姜皮二钱

水三杯，煎八分，温服。

上肿宜发汗，加紫苏叶、荆芥各二钱，防风一钱，杏仁一钱五分。

下肿宜利小便，加防己二钱，木通、赤小豆各一钱三分。

喘而腹胀，加生莱菔子、杏仁各二钱。

小便不利者为阳水，加赤小豆、防己、地肤子。

小便自利者为阴水，加白术二钱，苍术、川椒各一钱五分。

热加海蛤三钱，知母一钱五分。

寒加附子、干姜各二钱，肉桂一钱。

呕逆加半夏、生姜各二钱。

腹痛加白芍二钱，桂枝一钱，炙甘草一钱。

专治遍身湿肿秘方

如用前方不效，再以此方治之。但虚肿忌用，不如服导水茯苓汤较为平稳。

土狗田塍路上挖取，大人用两只，小儿用一只　外加：茯苓二钱、生姜皮、大腹皮、陈皮、桑白皮各一钱，研末为引，用水酒炖滚冲服，如尚未痊愈，再服一次，断无不验。取来土狗，先用纸包好炕死，再去纸，放瓦上，以将焦存性为度，再行研末冲服，万不可残去半点，倘残一脚，服者即一脚不能消肿，必须重取全体服之方效，但此物性急，若体弱或年老之人却不宜服，慎之记之。

导水茯苓汤

治水肿，头面手足遍身肿如烂瓜之状，按则塌陷，胸腹喘满，不能转侧安睡，饮食不下，小便秘涩，溺出如割，或如黑豆汁而绝少，服喘嗽气逆诸药不效者，用此即渐而愈。

泽泻　赤茯苓　麦门冬去心　白术各三两　桑白皮　紫苏槟榔　木瓜各一两　大腹皮　陈皮　砂仁　木香各七钱五分

上为粗末，每服一二两，水二杯，灯草三十根，煎八分，食远服，如病重者可用药二两，又加麦冬及灯草半两，以水二大碗，于砂锅内熬至一大碗，再下小锅内煎至一钟，五更空心服。

禹余粮丸

治十肿水气，脚膝肿，上气喘急，小便不利。但是水气悉皆主之，许学士及丹溪皆云，此方治臌胀之要药。

蛇含石_{大者三两，以新铁铫盛入炭火中，烧蛇黄与铫子一般红，用钳}取蛇黄倾入醋中，候冷取出，研极细　禹余粮石_{三两}　真针砂_{五两，先}以水洗净炒干，入余粮一处，用米醋二升，就铫煮醋干为度，后用铫并药入炭中烧红，钳出，倾药净砖地上，候冷研细

以三物为主，其次量人虚实，入下项

治水妙在转输，此方三物，既非大戟、甘遂、芫花之比，又有下项药扶持，故虚人老人亦可服。

羌活　木香　茯苓　川芎　牛膝_{酒浸}　桂心　蓬术　青皮　附子_炮　干姜_炮　白豆蔻_炮　大茴香_炒　京三棱_炮　白蒺藜　当归_{酒浸一宿，各半两}

上为末，入前药拌匀，以汤浸蒸饼，捩去水，和药再杵_{蒸饼一本作"神曲"}极匀，丸如桐子大，食前温酒白汤送下三十丸至五十丸，最忌盐，一毫不可入口，否则发疾愈甚，但试服药，即于小便内旋去，不动脏腑，而能去病，每日三服，兼以温和调补气血药助之，真神方也。

此方昔人用之屡效，以其大能缓水脏也。服此丸，更以调补气血药助之，不为峻也。

《续名医类案》云，治水肿当以禹余粮丸为第一方。徐洄溪曰：此方兼治有形之棱块。王孟英先生云：此乃治水肿寒积之方，令人辄用以治胀，然治胀有寒、热二症，设热胀误投，贻害非轻。丹溪云：温热之药太多，宜有加减，不可徒执其方。魏玉横云：阴虚内热而为□胀，误服燥热石药必死，大抵此方治寒积水肿最宜。

食盅，食积停滞，嗳腐吞酸，恶食胀满或见胸腹痞硬，脉实而滑，右关更甚，不外平胃散加减。重则大小承气汤数方诸医书俱载不录主之。

血蛊，腹上必有青紫绊，或手足有红缕赤纹，小便多而清，大便溏而黑；或漱水不欲咽；或神昏谵语而若狂；或多忘善怒；或少腹鞭满，小便自利；或口燥而渴，脉象芤涩当用桃仁承气之类，治之自愈，方不赘录。

虫蛊，小儿蛊胀，多属虫积大人亦间有之，当从攻积下虫方法选用。虚人不堪攻伐，或屡经克削，用《医学心悟》所载和中丸虚中实症，攻则愈虚，补则愈实，是丸寓攻于补，尽善尽美最妙，屡试如神，或购洋人所售疳积花塔饼，间数日服一二枚或二三枚以下虫积。再用一味鸡金散调理可也。鸡金散：鸡内金不拘多少，炕研末，退火气，每于小儿粥饭中掺入食之，多服自愈。

小儿蛊胀，作疳积治而不愈，有瘀留于络者，特附天士案一条以为隅反：叶天士治一徐姓小儿，单胀数月，幼科百治无效。叶谓宜治血络，所谓血瘀则胀也。用归尾、桃仁、延胡、山甲、䗪螂、灵脂、山楂之类为丸，十日痊愈。

妇人蛊胀，有因七情郁结所致，而不仅留瘀血者。其症多寒热往来，咳痰嗳气，宜用逍遥散加半夏以降逆气，生麦芽以达肝气，守服数剂，再随宜调补自痊。延久则痨蛊相兼，必不治矣，特采《名案》两条以资触悟：

柴屿青治侍御葛述斋夫人，单腹胀兼脾泻下血，食后愈胀，必捶腹少安。众医咸主攻伐。诊之，知肝木乘脾，脾家受伤，不能统血。力排众议之非，并持《薛案》及《医统正脉》中论说与看，彼尚疑信参半。先服加减逍遥汤，二剂血止，即继以异功加腹皮一钱，厚朴八分，连进十余剂，其势渐杀。后重用参、术，调理而愈肝脾调治法。

沈涛祖母，年七十余，自上年患腹胀满，医以臌胀治之，服沉香、郁金、香附等药，数十剂病转剧，脾滞腿肿食减。诊之，左关弦洪，右关弦软，此肝木乘脾之象也。先用逍遥散加川连、吴茱萸，连进三剂，胀减泻止，饭食顿加。复用归芍六味，调理而痊肝肾调治法。

凡腹胀，经久忽泻数升，昼夜不止，服药不验，乃为气脱。用益智子煎浓汤，服之，立愈。

凡肿胀服药，最忌盐酱浆糟等物，逾久欲食，须用开盐酱法见前，水肿亦然。惟火胀不忌盐酱，如面色枯槁，肢体消瘦，单腹胀急，而块垒不平者，皆属火胀。此非水肿，无虑助肾水之邪也。若脉弦细涩，虽能饮食，终亦必亡。火肿误服金匮肾气等药，急投连、檗、金铃、白芍之类。仍用桂、附少许，为热因热用之向导，庶可挽回，若喘泻肢枯，脉无胃气者不救。治火胀症，前人尚未大开法门，惟《王氏医案》言之极精，治法最妙。兹因集隘，难以备录，欲精医学者，不可不参观也。

陈修园曰：子和舟车神佑等丸皆下水峻药，虽为从权救急之计，然虚人不堪姑试，余借用真武汤白术、白芍、生姜、茯苓、附片温补肾中之阳，坐镇北方以制水，又加木通、防己、川椒目以导之，守服十余剂，气化水行，如江河之沛然①莫御矣。

又曰：肿甚，小便不利，气喘，尺脉虚者，宜真武汤，燠土行水，间用桂苓术甘汤，化太阳之气，守服十余剂，继用茯苓导水汤，二剂自愈。今人只重加味肾气丸，而不知补助阴气，反益水邪，不可轻服也阴寒水肿，此法屡验。

丹溪云：单腹胀，乃脾虚之甚，必用大剂参、术，佐陈皮、茯苓、苍术、厚朴之类。或曰，腹已胀矣，反用参术，何耶？曰：乃《内经》塞因塞用之法，正气虚而不能运行浊气，凝塞

① 沛然：充足貌，盛大貌。

于中，今扶助正气，使之自然健运，邪无所留而胀消矣。愚按：此论固精，然亦须细辨脉症乃得，非必单腹胀尽属虚寒也。痢症有用大黄者，通因通用也；胀症有用参术者，塞因塞用也。二法皆不可不知。

王执中曰：有里医，为李生治水肿，以药饮之，不效，以受其延待之勤，一日忽灸水分水分在下脘下一寸，脐上一寸与气海穴气海在脐下一寸半。翌早观其面如削矣，信乎水分之能治水肿也。明堂故云：若是水病，灸大良，盖以此穴能分水，不使妄行耳。

水肿惟得针水沟水沟在鼻下人中，若针余穴，水尽即死，此明堂铜人所戒也。庸医多为人针水分，杀人多矣。若其他穴，亦有针得瘥者，特幸焉耳，不可为法也。或用药则禹余粮丸为第一，予屡见人服验，故书于此。然灸水分此穴可灸不可针，则最为要穴也。

以上肿胀门，搜采宏富，无法不备。宜平时默识于心，临症自无差误也。

药酒奇方

治积受潮湿四肢不仁，兼酒病腿疼不能行步，并转筋，神效。

十大功劳三两　八棱麻根五钱　淫羊藿　千年健　红花　当归　五加皮　陈皮各三钱

上药共八味，捣粗末，夏布袋装入缝好，用陈烧酒四斤，伏酒十斤浸之，封固罐口，一月后随量饮之，三四十日自见奇功。见《归田琐记》，族兄梅治曾经屡验，特嘱附刊。

卫生要旨

是书但取清心寡欲之训，凡十段锦、伪小周天、搬运导引诸谈，概不登录。

调　息

调息一法，贯彻三教。大之可以入道，小用亦可养生。故迦文①垂教：以目视鼻端白，数出入息，为止观初门。庄子《南华经》曰：至人之息以踵。王龙溪先生曰：古之至人，有息无睡。故《大易·随卦》曰：君子以向晦②入宴息，宴息之法，当向晦时，耳无闻，目无见，四体无动，心无思虑，如种火相似，先天元气元神停育相抱，真意绵绵。老子曰：绵绵若存，开阖自然，与虚空同体，故能与虚空同寿也。世人终日营扰③，精神困惫，夜间靠此一睡，始够一日之用。一点灵光尽为后天浊气所掩，是谓阳陷于阴也。李东垣曰：夜半收心，静坐片时，此生发周身元气大要也，凡劳心劳力之人，须随时偷间调息，以保既耗之元气。盖气根于息，息调则气调，气调则身中无不流通四达，而百脉安和，神情清泰，虽劳不甚苦人矣。调息之法，端默静坐，谢境澄心，口目俱闭，止于鼻中，徐呼徐吸，任我自然，勿得作意思为。着力太重，反使本来不息之真，窒而不利。

东坡先生养生颂

曰：已饥方食，未饱先止，散步逍遥，务令腹空。当腹空

---

① 迦文（jiāwén 家文）：释迦牟尼，亦称释迦文佛，省称迦文。
② 向晦（xiànghuì 象会）：傍黑，天将黑。
③ 营扰：疑为"萦扰"之讹。纠缠搅扰。

时，即便入室，不拘昼夜，坐卧自便，惟在摄身，使如木偶。当自念言：我今此身，若少动摇，如毫发许，便坠地狱，如商鞅法，如孙武令，事在必行，有死无犯。又用佛语，及老聃语，视鼻端自数出入息，绵绵若存，守之不动，数至数百，此心寂然，此身兀然，与虚空等，不烦禁制，自然不动。数至数千，或不能数，则有一法，强名曰随，与息俱出，复与俱入，随之不已，一旦自住，不出不入，忽觉此息，从八万四千毛窍中，云蒸雨散，无始以来，诸病自除，诸障自灭，自然明悟。譬如盲人，忽然有眼，此时何用求人指路。是故老人，言尽于此。

王龙溪先生曰：息有四相，呼吸有声者，风也，守风则散；虽无声而鼻中涩滞者，喘也，守喘则结；不声不滞而往来无形者，气也，守气则劳；不声不滞，出入绵绵，若存若亡，神气相依，是息相也。息调则心定，真气往来，自能夺天地之造化，息息归根，命之蒂也。

朱子调息箴

予作调心箴，亦是养心一法。盖人心不定者，其鼻息之嘘气常长，吸气常短，故须有以调之。息数停匀，则心亦渐定。所谓持其志，无暴其气也。箴曰：鼻端有白，我其观之，随时随处，容与猗移。静极而嘘，如春沼鱼。动已而吸，如百虫蛰。氤氲阖辟，其妙无穷。孰其尸之，不宰之功。云卧天行，非予敢议，守一处和①，千二百岁。

---

① 守一处和：守一，道家修养之术，谓专一精思以通神。处和，奉行平和之道。指守住一处真元，使其条达和谐，亦"存神过化"之意。

按：尸之不宰云者，即《参同契》，性定则情忘，心死则神活。又《心印经》出入元牝，若存若亡之谓，云卧天行者，存神过化意也。守一处和，千二百岁者，即一念万年之谓，若作长生看尤浅也。方内散人谨注。

医身病易，医心病难，医人之病易，医己之病难，而医己之心病尤为难。吾人言语容仪，有多少放肆不检处，性情气质，有多少偏颇不纯处，皆身心大病也。果能日自省察，向此中痛下一番针砭，勤加一番洗濯，则晬面盎背，德业日新，人且相观而化，又何待于医哉？曾子三省，颜子四勿，莫非自医工，夫故圣贤之学，得力在于克己也。节录格言。

郭伯康遇神人授以卫生偈云：自身有病自心知，身病还须心自医，心境静时身亦静，心生还是病生时。

罗念庵先生诗云：休寻何物是良知，只自知时即我师，知是病来须用药，只愁药过病还奇与前诗同一意旨。

邵康节先生仁者吟云：仁者难逢思有常，平居慎勿恃无伤。争先径路机关恶，近后语言滋味长。爽口物多须作疾，快心事过必为殃。与其病后能求药，不若病前能自防。名论不磨，吾人能日三复，一生受用无尽矣。

木有根则荣，根绝则枯。鱼有水则活，水涸则死。灯有膏则明，膏尽则灭。人有真精，乃养生立命之本，保之则寿，戕之则夭。每见人家子弟，情窦初开，即偷看淫书，喜谈秽事，因而相火妄生，自寻丧命之路。或有婢仆之事，而断丧真元，或无男女之欲，而暗泄至宝，渐至肢体羸弱，饮食减少，内热、咳嗽、咯血、梦遗、虚劳等症叠见。父母惊忧无措，汤药救治难瘥，一以为先天不足，一以为补养失宜，一以为风寒所致，不知皆自作孽，而戕贼其性命者深，中害于膏肓者久也。幸知自爱其身，翻然悔悟，万端调治而后得瘥，然其人早年受伤，终身致病，下元虚冷，子嗣艰难，腰疼头痛，虽欲延寿益福，启后承先，难矣。吁，仰贻忧于堂上，俯贻累于闺中，生则为无用之躯，死则受宣淫之报，伊可怜也，亦可恨也。吾愿为子弟者，自知珍惜，爱身以孝亲，保身以扬名，万勿以少年柔嫩之躯，为暗室戕生之事，如木之不绝其根，鱼之不涸其水，灯之不绝其膏，则幸矣。保元护命录。

广成子曰：无劳尔形，无摇尔精，无俾尔思虑营营，乃可长生。数语乃养生之祖。昔蒲传正知杭州，乡老有李觉者来谒，年已百岁，色泽光润，有同婴儿。公问摄养之术，曰：某术至简易，但绝欲早耳。周和尚，广陵人，九十余，行远路如飞，鬓发不白，言无他术，惟壮岁绝欲。太仓张翠，九十余，耳目聪明，尚能作画。问之曰：平生惟欲心淡，欲事节耳。刘元城年八十，坚强不衰，自言寡欲三十年，血气意思，只如当时。曾闻有一人好色，问王龙溪先生，先生云：有人设帷帐一所，指谓此中有一名妓，汝可褰帐就之。汝从其言，入视，乃汝妹汝女，此时一片淫心，亦顿息否。曰：息矣。先生曰：然则淫本是空，汝自认作真耳。读此数语，真可作座右铭矣。

邝子元以翰林补外，郁郁不得志，遂成心疾，百治不效。后遇保阳子问之，保阳子曰：公疾起于烦恼，成于妄想。过去、未来、现在，三者妄想，忽生忽灭，耗我真元，谓之幻心。照见其妄，随即斩断，谓之觉心。故曰：不怕念起，只怕觉迟，念起是病，不续是药。此心若同太虚，烦恼何处安脚。又公疾有水火不交，凡溺爱冶容而作色慌，谓之外感之欲。深夜枕上，思得冶容，中心如焚，谓之内生之欲。二欲绸缪染着，皆耗元精，若能离之，则肾水自然滋生，可以上交于心。其心常清，心火不至上炎，可以下交于肾，水火既济，万病皆除，所谓勿药有喜也。子元如言：静坐一室，扫空万缘，月余疾愈，转增智慧。

宋包宏斋，年八十九，以枢密登拜，老而健。贾似道问之，包曰：予有一服丸药，乃不传秘方，贾欣然叩之。包徐曰：幸吃了五十年独睡丸耳。满座大笑，咸服其言。独睡丸何人肯吃，况五十年乎，此所以为不传秘诀也。

任惠公素贞静，晚年益康强。或问养生之术，公曰：无他，曾读文选中陆机文赋，悟保精之道，早知节欲耳。问何语，曰：石韫玉而山辉，水怀珠而川媚也。精在人身，神依之如鱼得水，气依之如雾覆渊。其可贵，奚止珠玉比哉。耗以曲蘖，竭以粉黛，是人自致于病，自促其死耳，闻者踸之。

先辈云：人之年寿长短，元气所禀，本有厚薄。然人能善养，亦可延年，如点烛然。若使置长烛于风中，护短烛于笼内，则以彼易此，未可知也。

唐翼修曰：大寒之至，透骨裂肌，而花藏密户，可以繁茂而不凋；大热之至，砾石流金，而冰藏井窖，可以坚凝而不解。无他，人定能胜天也，故寿夭不关气禀之厚薄，在乎摄生之谨肆耳。谨则或易羸病为长年，肆则或变康强为夭折，未可知也，不必以赋薄为忧也。

石天基曰：心为一身之主，万事之宗，调和其心，则五官百骸，未有不调和者矣，所谓木之根本，水之源头者是也。

俞崇实曰：欲延年者，以积善为主，以摄养为辅，二者如表里相应，不可偏废者也。

存山子曰：夏季六月内多酷热，冬季十二月内多严寒，夏至后是人脱精之时，心旺肾衰，液化为水，此时最难调养。冬至后乃一阳初生，其气尚微，易于伤伐。善养生者，于冬夏二至前后一月之间，及酷热严寒之际，不拘老少，皆宜禁欲独宿，保养元气，乃却病至要之法。予邻人江姓者，年将九十矣，康健犹胜壮年。问其养寿之法，无他奇秘，惟少壮时六腊寒暑之月，独宿静养，是以至老不衰，且无疾病之苦，信不诬矣。

石天基曰，人之疾病，多起于忽意而不慎其微渐。殊不知人之精神有限，行住坐卧，若不留心调养，一染疾病，便受许多呻吟痛楚，甚则夭损天年，良可叹惜。大约人身所赖者三宝，三宝者，精气神也，精生气，气生神，神自灵也。故精绝则气绝，气绝则神绝，而命绝矣。善养生之人，少色欲，所以养精也；少言语，所以养气也；少思虑，所以养神也，此调养三宝之大旨也。至于平日之颐养，和身体，薄嗜欲，最为切要。凡无故不可极目远视，养肝也；不可倾耳极听，养肾也；不可唾地，养肺也；不可窥造异巧，养心也；不可饥饱过度，不可多啖生冷，养脾也，此五脏之戒忌如此。毋久行，恐损筋也；毋久立，恐损骨也；毋久坐，恐损肉也；毋久卧，恐损血也，此四仪之戒忌如此。

存山子曰：饮食之中，惟酒最当节，盖酒虽云壮气御寒，而多饮则能腐肠伤胃。余见嗜酒不节者，鲜不成疾。试观覆酒之布，久则必朽，盛酒之器，经旬自糜。人之脏腑，何以异此？吾乡之中，享年八九十者，在在不乏人，然类皆不嗜酒，可见酒原有损而无益。人之欲保身延龄者，可不知谨哉。又曰：余闻之昔人云：茶宜少饮，不饮尤佳。盖脾胃喜燥而恶湿，过饮耗人脂血，且令人下焦虚冷，渐而面黄体弱，积成大病。人能茶水少饮，则脾气充实，而容颜悦泽。

唐翼修曰：人生伤饮者多，伤食者少，人但知伤食，不知伤饮。医者但识人伤食，不识人伤饮。岂知伤饮之害，甚于伤食，不持茶汤浆酒，以及冰泉瓜果之伤，谓之伤饮，即服药过多亦谓之伤饮，其见证也，轻则满腹肠鸣，为呕为吐，重则腹急如鼓，为喘为呃，甚则紧闭牙关，涎流口角，昏愦不省人事，状类中风。患此症者，滔滔皆是，或有未识，不得不为来者言之。

魏庄渠先生，与余一清尺牍曰：前岁余病殆，纯甫入问曰：病中觉有进否？余对他说，前此病中，使令不如意，辄怒。此番觉得，心气稍平，不怒矣。前此病中，急欲病好，其实无益，只增病耳。今次只一味调理，不责效于药石，病亦自易好。纯甫曰：此二事最难得。后纯甫病，余人问，复以此二事告之，纯甫深以为然，今复举似吾兄，伏惟采而纳之，不为无补于病云。

科名必览曰：人之不能安耐，易生烦忧，尤无如病时，望疗治之神速，不胜急迫之心，苦禁忌之拘挛，不胜厌恶之念，一转而为忧愁，再转而为尤怨，最后则悲伤涕泪矣，于是祈祷纷纭，医药杂乱，往往以偶中之病，而终至于不可救治，孰非自贻伊戚哉。许敬庵先生曰：诸火不静，其病多端，调治要诀，只一静字，心下常令空空荡荡，不著一毫，游丝妄虑，持此一诀，祛病不难。王阳明先生云：病中快活是工夫。孙子麟谓：快活未易言，惟一拼字为妙。俗云：拼死无大灾也。天如禅师云：病来便把死承当，固是单传秘密方。温宝中先生曰：病后日寻快活种子，无如信命一著，皆是敬庵先生一静字诀也，治病无如治心信哉。又曰：余昔在云间大病，四体如炙，此心颇觉忙乱，因而自问曰：如果此病不起，只索委顺，忙乱无益也，遂一念不动，至晚汗下如雨，病竟瘳。

王阳明先生曰：今之调养者，多是厚食浓味，剧酣谑浪，或竟日偃卧，如此是侥气昏神，长惰而召疾也，岂摄养精神之谓哉。务须绝饮酒，薄滋味，则气自清。寡思虑，屏嗜欲，则精自明。定心志，少睡眠，则神自澄。君子未有不如此，而谓之致力于学者。

存山子曰：凡身体不可太逸，太逸则血气不畅，最易生疾。古云：户枢不朽，流水不腐，以其常运动也。

伊川先生曰：吾受气甚薄，三十而浸盛，四十五十而后完，今年七十二年矣，较其筋骨于盛年无损也。又曰：人待老而求保生，是犹贫而后蓄积，虽勤亦无补矣。又曰：吾以忘生徇欲为深耻。

康郡吴生性嗜酒，每知己宴会，辄纵情狂饮，至醉方休，后病吐血，久而不愈，乃刻意节饮，兼习静坐之法。方吴生抱病时，形色憔悴，尪羸不堪。自节酒习，静年余，病遂愈，身且肥健，倍于少时。尝曰：酒乃伤身之本，色为伐性之根，学者若不知节，则精神败而志气疲，虽留此躯壳，凡作为运用，皆勉强从事，全无真力贯注其中，又何以恢弘事业，而报天地君亲之恩乎？

石天基曰：吾乡李应麟先生，享年一百一十四岁，是最高之寿。曾于过百岁，予见其人，鬓虽全白，而精神壮如五十岁人。予执贽①恳问何法至此？翁答我：法极是简易，曾于壮年，只依家叔李九我词内三句，遂得益到今。三句谓何，一生快乐且随缘，穷也欣然，通也欣然。此十五字实仅快乐随缘四字，予细味之，真延寿最妙之法，不可不急省也。

罗念庵先生曰：收拾一片真正精神，拣择一条直捷路径，安顿一处宽闲地步，共好朋友涵泳优游，忘年忘世，俾吾心体段与天地为徒，吾心意况，共鸢鱼活泼，其形虽止七尺，而其量实包太虚，其齿虽近壮衰，而其真不减童稚。每读一过，顿开无限心胸，胜服百剂清凉散也。此下数条，无非教人勿药之意。

素有湿热之人，饮食之间，最宜清淡，若厚味酗酒，纵肆无节，必多痰火痈疽卒中之患，须戒之。凡虫病、疳病、瘅病，初愈时，断不可骤服滋补药。盖此数病，以湿热为原，滋补之药，乃助湿热之尤者，骤尔服之，鲜不致害。

人当卧病，务须常存退步心，心能退步，则天宽地旷，世情俗味，必不至过恋于心，可计日而起矣。否则，今日当归、芍药，明日甘草、人参，是以江河填漏厄，虽多无益也。先儒

① 贽（zhì 治）：古代初次拜见尊长所送的礼物。

有言曰：予卧病时，常于胸前多书死字，每书数遍，顿觉此心寂然不动，万念俱灰，四大几非，我又何病之足虑哉？虽然，此唯可与达者言也。

病中但可安分调摄，不可偏信师巫，杀害生命，不惟损赀造孽，更使心志狐疑，溺情鬼窟，而切身珍爱之图，反置勿问，愚执甚焉。

凡有问疾来者，勿得与之相接。一人相接，势必人人相接，多费语言，以耗神气。心所契者，又因契而忘倦，心所憎者，又以憎而生嗔，甚或坐盈一室，声起谈风，纵不耐烦，又不敢直辞以去。嗟嗟，病人力克几何，而堪若此，恐不终朝，而病已增剧矣，智者于此，休将性命徇人情。

病加于小愈者，因小愈而放其心也。天下事处逆者恒多，易处顺者反多难，病当未愈而求愈，欲不得逞，志不得肆，凡语言动止，饥饱寒温，以及性情喜怒，无不小心翼翼，自然逆可为顺而愈矣。愈则此心不觉自慰，保护渐疏，恣口吻也，爽寒温也，多语言也，费营虑也，近房室也，任情性而烦恼也，广应酬而不自知劳且伤也，其病岂有不加者乎？因忆孟子生于忧患，死于安乐之说，信不可不书绅而铭座右也。

有人素不服药者，不为无见。但须知得病从何来，当从何去，便是药尔。如饥则食，食即药也。不饥则不食，不食即药也。渴则饮，饮即药也。不渴则不饮，不饮即药也。恶风知伤风，避风便是药。恶酒知伤酒，戒酒便是药。逸可治劳，静可治躁，处阴以却暑，就燠以胜寒，衰于精者寡于欲，耗于气者守以默，怯于神者绝以思，无非对病药也，人惟不自知耳。

人不可自恃。自恃以为无患，则患至矣，自恃以为无病，则病至矣。盖天道恶盈而好谦也，试看孱弱者多享高年，以能随时保养，而戒惧莫敢疏也，强壮者多遭横夭，以其遇事放肆，而戕贼不自知也，是故君子常存临履之思。节录格言

调养之法虽多，而其要有五：第一要戒恼怒，第二要戒色欲，第三要调饮食，第四要慎风寒，第五要少言语。信能行此五者，真却病延年之秘诀也传家宝。欲挽回造化，益寿延年，必须平日存心正直，念念仁慈，如春风和煦，生意欣然，此延寿之体也。生物性命，一视同仁，或竭心力，或费钱财，日积月累，此延寿之用也。有体有用，自然命可长而年可永矣。《执中蕴义》

闭门读书，所以祛除外感也。清心寡欲，所以调和中宫也。一步一趋必师圣贤，参芪补益之剂也。一动一静，必祛匪僻，乌附攻克之方也。兼是行之乃能保身，乃能保心。《鹤鸣集》

怒甚偏伤气，思多太损神，神疲心易役，气弱病相荣，勿使悲欢极，常令饮食匀，再三妨夜醉，第一戒晨嗔。《保生要旨》

吴草庐先生曰：仁者寿，圣人之言也。予尝执此以观天下之人，凡气之温和者寿，质之慈良者寿，度之宽宏者寿，貌之厚重者寿，言之简默者寿寿。盖温和也，慈良也，宽宏也，厚重也，简默也，皆仁之一端，其寿之长，决非猛厉，残忍褊狭，轻薄，浮躁者之所能及也。

延寿之法，养生外莫如修德，养德不止一端，而育婴放生，施药，其切要也。育婴拯救人命，放生保全物命。至于疾病，为世间第一苦恼。富者有病，力可延医，尚不难，百般调治。

贫人则坐以待毙而已。举家惶恐之中，忽有人出药以救之，共庆安全，何等感激，何等爽快。上天以好生为心，三事皆体天心以为心，仁民爱物，纯是一段生机，讵有不得寿之理乎？但贵久行不倦，出自至诚，方有奇验。每见广行方便者，不仅一身康强，且见子孙逢吉，天佑善人，毫不爽也。《劝善厄言》

前卷所列诸方，身药也。此卷所引诸训，心药也。俱养生保命之金丹，诚能常置案头，每日三复，自然受福无疆，可以永远勿药矣。愿与仁人君子共勉之。潜斋氏识

总 书 目

I

本　草

淑景堂改订注释寒热温平药性赋

方　书

医便

卫生编

袖珍方

仁术便览

古方汇精

圣济总录

众妙仙方

李氏医鉴

医方丛话

医方约说

医方便览

乾坤生意

悬袖便方

救急易方

程氏释方

集古良方

摄生总论

摄生秘剖

辨症良方

活人心法（朱权）

卫生家宝方

见心斋药录

寿世简便集

医方大成论

医方考绳愆

鸡峰普济方

饲鹤亭集方

临症经验方

思济堂方书

济世碎金方

揣摩有得集

亟斋急应奇方

乾坤生意秘韫

简易普济良方

内外验方秘传

名方类证医书大全

新编南北经验医方大成

临证综合

医级

医悟

丹台玉案

玉机辨症

古今医诗

本草权度

弄丸心法

医林绳墨

医学碎金

医学粹精

医宗备要

医宗宝镜

医宗撮精

医经小学

医垒元戎

证治要义

松厓医径

扁鹊心书

V